EL PUNTO G

Si este libro le ha interesado y desea que lo mantengamos informado de nuestras publicaciones, escríbanos indicándonos
cuáles son los temas de su interés (Autoayuda, Espiritualidad,
Qigong, Naturismo, Enigmas, Terapias Energéticas, Psicología
práctica, Tradición...) y gustosamente lo complaceremos.

Puede contactar con nosotros en
comunicación@editorialsirio.com

Título original: IL PUNTO G
Traducido del italiano por Inmaculada Dueñas
Diseño de portada: Macro Edizioni

© de la edición original
  2011 Macro Edizioni

  www.macroedizioni.it

© de la presente edición
  EDITORIAL SIRIO, S.A.   y   **MACRO EDIZIONI**
  C/ Rosa de los Vientos, 64   Via Bachelet, 65
  Pol. Ind. El Viso   47522 Cesena (FC)
  29006-Málaga   Italia
  España

www.editorialsirio.com
E-Mail: sirio@editorialsirio.com

I.S.B.N.: 978-84-96595-21-7
Depósito Legal: MA-1773-2012

Impreso en los talleres gráficos de Romanya/Valls
Verdaguer 1, 08786-Capellades (Barcelona)

Printed in Spain

Elmar y Michaela Zadra

EL PUNTO G

La búsqueda iniciática del placer sensual

MACRO
EDICIONES

HOJAS DE LUZ
EDITORIAL

AGRADECIMIENTOS

Agradecemos su colaboración a las ciento ochenta mujeres que nos han permitido observarlas en un momento tan íntimo, especialmente a aquellas que, además de mostrar sus sentimientos más secretos, han relatado su experiencia.

También les damos las gracias a nuestros maestros Bali y Prabhato por habernos enseñado lo que aquí describimos y por habernos guiado por el camino tántrico durante ocho años, y a Margo Anand, su maestra, por su obra pionera sobre este punto.

Gracias de corazón a nuestros actuales maestros tántricos, Daniel Odier y Lama Chhimed Rigdzin, y a Michael Barnett, cuyas valiosas enseñanzas, aunque no estén directamente relacionadas con el tema, han influenciado las palabras de este libro.

Gracias a Rossana Cirillo, la ginecóloga que, para tener un grupo de control, ha entrevistado a sesenta y cinco mujeres sobre el punto G. Y a Erika Tanfi por la transcripción de las grabaciones de audio, por la elaboración de los datos estadísticos y la corrección del texto; a Liene Tamamace por su ayuda durante la elaboración del borrador del texto, y a nuestra hija Julia, que durante dos meses ha visto a sus padres solamente pegados al ordenador.

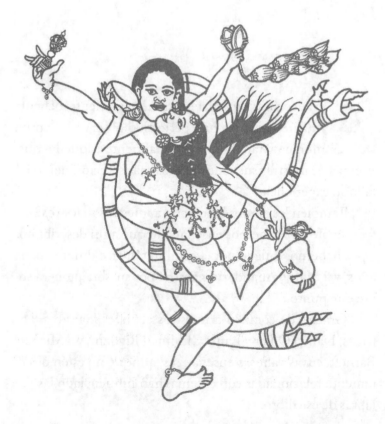

Capítulo 1

UN PUNTO
COMPLETAMENTE FEMENINO

Si abres cualquier revista femenina o un sitio de Internet que hable del punto G, normalmente encuentras una descripción de alrededor de media página en la que se te explica dónde está situado, se te instruye sobre cómo encontrarlo, se te dan instrucciones para estimularlo y se termina con algunos consejos prácticos o con las mejores posturas para el acto sexual. Un texto típico podría ser algo así:

> El punto G debe su nombre a su descubridor, Ernst Gräfenberg, y es una pequeña masa de tejido eréctil, del tamaño de una moneda que, en la mayoría de las mujeres se encuentra en la pared anterior de la vagina, a una profundidad de alrededor de cinco centímetros o a medio camino entre el hueso púbico y la cérvix. Se dice que, si se

estimula de forma adecuada, esta masa se dilata y cambia ligeramente su estructura.

Para una mujer no es fácil localizar el punto exacto sola, a menos que lo haga sentada y que se penetre con la palma de la mano vuelta hacia el clítoris. Por lo tanto, resulta mucho más sencillo encontrarlo con ayuda de un compañero. Las mejores posturas para la estimulación del punto G son las interiores –con ella boca abajo y con un cojín en el abdomen, o con ella a cuatro patas y él arrodillado–, porque permiten al hombre dirigir el pene hacia la pared anterior de la vagina. Se consigue un resultado análogo en las posturas en las que ella permanece arriba, ya que puede inclinar la pelvis hasta permitir que el pene se introduzca con el ángulo exacto en la vagina.

Muchas mujeres dicen que ser estimuladas en la zona del punto G con el dedo les proporciona orgasmos más intensos comparados con la penetración normal. Algunas declaran también que hacer presión sobre este punto les induce el estímulo de orinar, una sensación que, sin embargo, va disminuyendo gradualmente, hasta desaparecer en medio de un placer tan intenso que provoca verdaderas eyaculaciones y, a menudo, orgasmos múltiples. Es cierto, no todas las mujeres reaccionan a la estimulación del punto G de la misma manera: para algunas se trata de una experiencia poco significativa, mientras que para otras implica que todo el cuerpo se vea sumergido en un intenso orgasmo y que incluso experimenten una sensación de éxtasis o estados alterados de la conciencia.

Así, en pocas líneas se dice lo esencial sobre el punto G. Pero, entonces, ¿por qué artículos como el que hemos mencionado aparecen cíclicamente en revistas femeninas, de salud o de bienestar? ¿Por qué le siguen irremediablemente otros artículos que demuestran que el punto G es tan solo un mito? ¿Por qué en Internet hay millares de páginas en español y decenas de millares en inglés (ver *g-spot*) que repiten este concepto tan sencillo y otros tantos que mantienen que, en cambio, la verdad sobre el punto G está aún por descubrir?

Desde hace una veintena de años —es decir, desde que se retomaron los estudios de Gräfenberg—, se escucha de todo: algunas mujeres afirman que el punto G se ha convertido en una parte integrante de su sexualidad, otras nunca lo han buscado, otras lo han buscado pero nunca lo han encontrado. Y hay mujeres que dudan incluso si lo han localizado o no: «Sí, lo he encontrado, pero después se me ha ido», o: «La segunda vez lo percibí de una forma muy distinta a la primera y ahora se me ha perdido». O, por ejemplo: «Sentí algo extraño que no se parecía en nada a un orgasmo, así que no lo he buscado más».

Es un hecho que incluso los científicos y los sexólogos de medio mundo debaten aún la cuestión de si el punto G existe o no. Se escuchan así las afirmaciones más disparatadas, que van desde: «Lo habíamos identificado en un grupo de miles de mujeres» hasta: «No tenemos certeza aún; se necesitan más investigaciones», o incluso: «El punto G es un mito sin evidencia científica alguna».

Este punto se está convirtiendo en un punto de interrogación cada vez mayor.

MI PRIMERA VEZ

Michaela, la autora de este libro, nos cuenta:

Oí hablar por primera vez de este punto misterioso hace varios años, en una charla entre amigas. Es cierto, la cuestión despertó mi curiosidad, pero las preocupaciones cotidianas, la familia, los hijos y el trabajo, me hicieron olvidarme. Solo regresó el día en que, en un curso de Tantra, se hizo el fatídico masaje del punto G. Hasta aquel momento pensaba que mi sexualidad era ya lo más gratificante posible. Debo decir que como «mujer cierva» (es decir, con cierta característica genital), llego fácilmente al placer a través de la penetración, de todas las formas y en todas las posiciones.

Tras el masaje del punto G, en cambio, me di cuenta de que sabía muy poco sobre mi cuerpo, e intuí que estaba a punto de iniciar un nuevo y sorprendente viaje. Un viaje que aún no ha terminado y que continúa reservándome maravillosas sorpresas sobre qué hacer para llegar a la más profunda intimidad conmigo misma. Ser estimulada en el punto G es una práctica que, con sus orgasmos implosivos, me ofrece un reflejo del espíritu en el plano físico, una puerta hacia la espiritualidad femenina que hace vibrar, al mismo tiempo, al cuerpo y al alma.

Pero regresemos al día de mi «primera vez con el punto G», en un contexto que jamás me habría imaginado.

En el programa se incluía un masaje genital que toda mujer recibiría de su propio compañero. Inicialmente, la experiencia suscitó en mí mucha curiosidad, pero después de alrededor de una hora comenzó a aparecer el malestar.

Me acuerdo de que lograba conservar la calma a duras penas porque, inundada como estaba por una enorme cantidad de estímulos, casi no lograba mantener el nivel de energía, seguir presente. Sentía además un enorme impulso de insultar a Elmar, que con tanto cuidado, delicadeza y paciencia se había dedicado a hacerme un masaje de alrededor de tres horas. Si por mí hubiera sido, le habría pedido que lo dejara más de una vez, pero la presencia de las demás personas y la atmósfera de apoyo del grupo me ayudaron, así que proseguimos.

Sin embargo, al final estaba tan enfadada que cogí mis cosas y salí sin saludar ni mirar a nadie. Me juré a mí misma que aquella sería la última vez; estaba convencida de que los maestros no entendían nada, que hacerlo en grupo era la forma más errónea, que había algo en mí que no funcionaba. En resumen, era mejor dejar de buscar en la sexualidad algo que no existía.

Después de aquel día, no obstante, me di cuenta de que algo había cambiado en mi forma de hacer el amor: si antes era bonito, ahora era maravilloso. Cada vez que mi marido me penetraba, percibía en mí un punto que se encendía como una pequeña llama. La cuestión me asustaba, al mismo tiempo: ¿cómo es posible que así, de repente, lograra percibir aquella sensación tan fuerte, pura e intensamente placentera? ¿Era posible que hubiera valido la pena haber hecho el masaje? Prestando más atención a los cambios que percibía, me di cuenta de que, ante todo, la sensibilidad genital había aumentado, la conciencia era más precisa, el placer se había vuelto más fino y delicado. Mi marido y yo disfrutábamos también de los momentos tranquilos, cuando él solo realizaba pequeños movimientos, algunos desplazamientos, hasta el punto de percatarme incluso del aire que, como una onda, discurría en todos los ángulos de mi pelvis. Cuando le conté todo esto a mi pareja, me sorprendí por segunda vez: no solo había sido así en mi caso, sino que para él el acto sexual también se había enriquecido, lo saboreaba más, era más intenso y, al mismo tiempo, más sutil.

Varias semanas después volvimos a hacer el masaje del punto G, pero esta vez en casa, solos: me esperaba irritación, nerviosismo y los momentos de ira que había experimentado en el curso de Tantra. Estaba preparada para todo aquel repertorio de sensaciones molestas, pero no sucedió nada de eso. De hecho, durante gran parte del masaje no sentí nada, una enorme nada. Era un vacío neutral, ni placer ni dolor. Tercera sorpresa: después de este segundo masaje hacer el amor se volvió más silencioso. Estaba aún más atenta a los pequeños movimientos internos, y me di cuenta de que estaba mucho más presente durante el acto amoroso: si antes, de vez en cuando, me perdía en fantasías, o me distraía pensando en qué cocinaría después, en cómo estaba mi pareja o en qué me esperaba en el trabajo, ahora permanecía continuamente en contacto con la sinfonía de sensaciones que invadían mi pelvis para después difundirse de manera centrífuga en todas las direcciones. Mi gran conquista era una presencia dulce y continua, un nuevo sentimiento de profundidad, un «estar conmigo» que me recordaba ciertos momentos vividos de niña, cuando me sentaba en el tronco vacío de un gran árbol y me llegaban los sonidos y los susurros tan amplificados que podía escuchar fácilmente el roce de un gusano sobre la corteza.

A continuación, esta nueva sensibilidad corpórea me hizo volver a entrar por segunda vez en un crescendo de vibraciones placenteras, la conquista de nuevos territorios interiores, la configuración de nuevas emociones –con o sin orgasmos– en la masturbación, al hacer el amor, en los sueños eróticos. Pero también más allá de mi vida sexual comencé a percibir mi cuerpo de una forma plena y vibrante: se había vuelto vívido y relajado, receptivo y volcánico, luminoso y misterioso, oculto y abierto, contenido y vasto. Me sentía como una novia a la que se le retira el velo para recibir el beso que cambiará su vida. ¡Y todo eso había partido de un punto!

Este relato ¿es una experiencia extraordinaria sucedida a una mujer tocada milagrosamente por la diosa Fortuna o refleja más bien el típico recorrido que se produce en el descubrimiento del punto G?

Para saberlo, tomamos un conjunto de ciento ochenta mujeres y les pedimos que emprendieran el viaje al descubrimiento del punto G mientras las observábamos y las aconsejábamos. Para seguir las etapas de este itinerario, entrevistamos posteriormente a sesenta y cinco de ellas. Y este es el estado en el que se encontraban al inicio de la investigación. (En diferentes puntos del libro incluimos fragmentos del test que figura en su totalidad en el Apéndice.)

5.a ¿Conoces el punto G?

Sí 53

No 12

Total = 65

5.b Si la respuesta es afirmativa, ¿de qué forma?

He leído o he oído hablar de él 32

He tenido una experiencia corpórea concreta 19

Tengo una vaga idea o sensación 13

Pero,¿qué es el punto G?

Algunos médicos lo definen como «una zona de sensibilidad táctil-erótica en la pared anterior de la vagina», sin centrarse en su naturaleza histológica; otros lo llaman «una pequeña masa de tejido eréctil» o «cuerpo esponjoso uretral»,[1] o lo asocian con las glándulas parauretrales (*Skene's glands*) que rodean a la uretra femenina; otros hablan de «próstata femenina», ya que es embriológicamente homóloga a esta glándula masculina.

Partamos por el momento de la primera definición, ya que no estamos interesados tanto en su anatomía como en sus implicaciones psicológicas, en la experiencia subjetiva de la mujer en términos de emociones o sensaciones que percibe cuando se la estimula. El término español «punto» es engañoso, ya que se trata más bien de una zona. El vocablo inglés *spot* se aproxima más a la realidad. Algunos científicos prefieren llamarlo además área o *crest*, pero en lenguaje común se ha afianzado el concepto de «punto G» y, por lo tanto, también nosotros continuaremos llamándolo así.

En la literatura tántrica, la existencia del punto G nunca se ha puesto en duda, aunque sí se ha discutido, sin embargo,

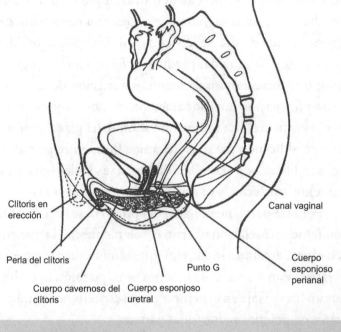

Clítoris en
erección

Canal vaginal

Perla del clítoris

Punto G

Cuerpo
esponjoso
perianal

Cuerpo cavernoso del
clítoris

Cuerpo esponjoso
uretral

Localización del punto G.[2]

sobre los diferentes métodos para estimularlo, sobre su importancia práctica y sobre su papel a la hora de alcanzar los niveles superiores del orgasmo femenino, auténticas experiencias espirituales, más que sexuales.

También en la literatura erótica india el punto G aparece en numerosas ocasiones: en el *Kamasutra* se puede leer: «Doble es el placer de la mujer: la excitación y la eyaculación. La lubricación de la vagina deriva solamente de la excitación, el culmen de la libido, en lugar de proceder de las muestras de afecto liberadas».[3] En el *Koka Sastra*,[4] un texto del siglo XII, el punto G aparece bajo el nombre de *purna chandra* (luna llena); en el *Ananga Ranga*, un detallado tratado del siglo XVI sobre el amor y el sexo, se denomina *saspanda* («punto de la santidad» o «punto sagrado») y es descrito como «un área rugosa situada dentro de la vagina, en dirección al ombligo que, tras ser estimulada, produce el *kama salila*, o jugo del amor, que fluye abundantemente. La fricción de esta zona lleva a un orgasmo intenso caracterizado por convulsiones»,[5] e incluso afirma: «La mujer, que al final del placer amoroso permite al líquido del dios del amor fluir, entre gemidos y gritos se libera, se vuelve débil y cierra sus bellos ojos, enormemente satisfecha, y ya no logra soportar nada más».[6]

Por otra parte, no se habla del punto G y de la eyaculación femenina relacionada con él solamente en el tantrismo o en el arte amatorio indio, sino que también aparecen en la literatura y en los mitos de muchos otros pueblos. Si realizamos un breve viaje en el tiempo y en el espacio, encontramos rastros en prácticamente todas partes:

- Hipócrates habla de la eyaculación femenina ya en el año 377 a. de C., y Galeno, en su tratado *De semine*, asegura: «Además, un líquido que se genera en aquellas glándulas se vierte en la uretra [...]. Discurre visiblemente hacia el exterior de la mujer para verterse de forma perceptible sobre el pubis del hombre cuando ella, durante el acto sexual, llega al culmen del placer».[7]

- De la misma forma en que la Iglesia católica medieval mantenía que la secreción femenina era un líquido fértil, en la posterior teología moral se prohíbe explícitamente tanto a los hombres como a las mujeres el llamado orgasmo seco (sin eyaculación) durante el *amplexus riservatus*.[8] Se puede, por lo tanto, deducir que en aquella época eyacular era algo considerado normal para las mujeres.

■ Las mujeres mojave –una tribu india de América occidental– mencionan abiertamente que expulsan un líquido en el momento del orgasmo, tanto en la relación genital como en la oral y la anal.[9]

■ Entre los trukeses –un pueblo que vive en el sur del Pacífico–, «el coito se considera una especie de reto entre hombres y mujeres, en el que el hombre retiene su orgasmo hasta que la mujer ha alcanzado el suyo».[10] Lo hacen de una forma «que consiste precisamente en introducir solo la punta del pene en la vagina y, sujetándolo con la mano, moverlo como una cuchara en una taza. De esta forma tocan justo el punto G».[11]

■ Y, sin irse tan lejos, solo hace falta pensar en el dicho «Novia mojada, novia afortunada» que, en su origen, seguramente no se refería a la lluvia en la puerta de la iglesia, sino a lo que sucedía en la habitación.

Hay personas que encuentran en el sexo una fuente de placer y de recarga vital, y otras que abordan cada encuentro erótico con angustia o que, inconscientemente, deciden practicar la abstinencia. Hay quien vive el sexo de una forma feliz, dentro de la pareja, y quien va siempre en busca de nuevas experiencias con compañeros distintos. Sin embargo, ninguna de estas personas tan diferentes cuestionaría jamás la existencia del útero, de la próstata, del orgasmo, de la excitación sexual, etc. ¿Por qué entonces hay tantas dudas sobre la existencia del punto G?

VEINTE AÑOS DE CONFUSIÓN

Haciendo una breve incursión en la historia de la ciencia vemos como, en todas las épocas, tanto el objeto como el resultado de una investigación dependen enormemente de los cambios acontecidos en el pensamiento y en las costumbres que la sociedad logra metabolizar, influenciando la disponibilidad mental de los individuos a aceptar o rechazar la novedad. Un ejemplo emblemático de este fenómenos es, precisamente, la historia del enfoque científico del punto G, en la que encontramos una alternancia de descubrimientos, desmentidos y largos silencios.

El primer científico que «describió detalladamente el punto G fue Regnier de Graff, anatomista holandés del siglo XVII».[12] Pero habría que esperar hasta 1950 para que el ginecólogo alemán Ernst Gräfenberg (de cuya inicial toma el nombre el punto G) publicase el descubrimiento:

> Se puede demostrar siempre la existencia de una zona erótica en la pared anterior de la vagina, a lo largo de la uretra, que parece estar rodeada de un tejido eréctil como los cuerpos cavernosos (del pene). Durante la estimulación sexual, la uretra femenina comienza a dilatarse y se percibe sin dificultad. Al final del orgasmo se halla muy dilatada. La zona más estimulante está localizada en la parte posterior de la uretra, donde empieza el cuello de la vesícula. La mujer siempre sabe cuándo el pene o el dedo pierden contacto con la parte vaginal de la uretra y, para recuperarlo, cambia de posición.[13]

Sin embargo, en los treinta años que siguieron al descubrimiento de Gräfenberg, este no se tuvo en cuenta por parte del mundo científico y «los pocos médicos que compartieron su opinión fueron ignorados o considerados algo lunáticos. En tres conferencias ginecológicas, el urólogo Hymel intentó explicar su visión del punto G a sus colegas, pero sin resultado alguno».[14]

Tras Kinsey,[15] también los sexólogos William Masters y Virginia Johnson pusieron toda su atención en el clítoris y en 1966, después de haber examinado siete mil quinientos orgasmos en trescientas ochenta y dos mujeres, concluyeron su ciclópea obra afirmando:

> El clítoris representa el principal punto de recepción de los estímulos sexuales externos [...] y es un aparato realmente único dentro de la complejidad del cuerpo humano, ya que su única función, que se sepa, es la de actuar como centro erótico.[16] [...] La vagina, en cambio, durante el orgasmo, se relaja en la parte más profunda, mientras que en el primer tercio cercano a la entrada se contrae enérgica y repetidamente con una frecuencia regular. La reacción descrita en el tercio exterior de la vagina es la única respuesta fisiológica del conducto vaginal que se limita a la fase del orgasmo. [...] Se puede concluir, por lo tanto, que el orgasmo vaginal y clitoriano no representan dos fenómenos aislados.[17]

Desde ese momento en adelante, los resultados de sus investigaciones se convirtieron en una biblia para la siguiente generación de científicos, que, con excepción de algunas modificaciones y correcciones, no se permitieron poner en duda sus fundamentos.

El punto G quedó, por lo tanto, científicamente muerto, hasta 1980, cuando Alice Ladas, Beverly Whipple y John Perry publicaron sus estudios sobre ciento treinta y una personas, en los que afirmaban lo contrario:

- Hay un punto dentro de la vagina que es extremadamente sensible a una fuerte presión. Se encuentra en la parte anterior, a unos cinco centímetros de la abertura.
- El punto se ha encontrado en todas y cada una de las cuatrocientas mujeres examinadas.
- Si se estimula de forma adecuada, el punto G se dilata y provoca el orgasmo en muchos casos.
- En el momento de orgasmo las mujeres eyacularon un líquido a través de la uretra.
- Como resultado de la estimulación del punto G, a menudo tuvieron una serie de orgasmos.
- Muchas mujeres creen orinar y por lo tanto se avergüenzan de la eyaculación. Su compañero, al pensar lo mismo, se mofa; este es uno de los motivos por los que muchas han aprendido a contener u ocultar el orgasmo.[18]

Desde este momento en adelante, los estudios científicos se sucedieron, a menudo con fuertes tintes ideológicos, posicionamientos a priori y tonalidades muy precisas. Intentemos, sin embargo, recorrer las etapas más destacadas del debate.

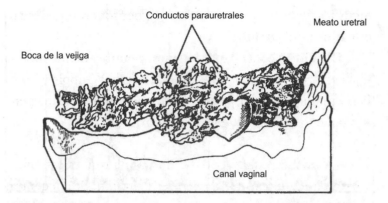

Boca de la vejiga · Conductos parauretrales · Meato uretral · Canal vaginal

Glándulas parauretrales.[19] *Uretra de 2,8 cm de largo de una mujer adulta: el dibujo, obtenido de un molde de cera, muestra los conductos y las glándulas parauretrales. Otros autores las llaman también periuretrales.*

En 1981, Edwin Belzer y otros examinaron el líquido eyaculado por siete mujeres durante el orgasmo y encontraron que era diferente a la orina.[20]

En 1984, John Perry demostró, mediante electromiogramas del músculo pubococcígeo y del útero, que el orgasmo en el punto G es distinto al clitoriano: más intenso y, al mismo tiempo, más potente.[21]

En 1985, Alzate observó que en veintisiete mujeres, el 89% llegaba al orgasmo estimulando solamente las paredes vaginales, sin tocar el clítoris, pero concluyó que esto no confirma la existencia de un punto G entendido como una estructura anatómica.[22] Un año después, sin embargo, afirmó que es razonable pensar que las mujeres tienen una zona de alta sensibilidad táctil-erótica en la pared anterior de la vagina, zona que, sin embargo, en muchas de ellas se extiende a toda la pared vaginal.[24]

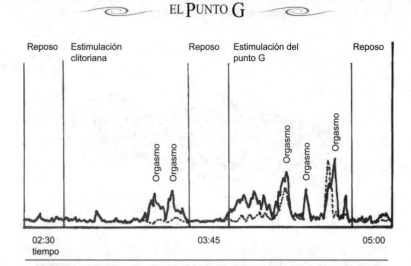

| Reposo | Estimulación clitoriana | Reposo | Estimulación del punto G | Reposo |

02:30 tiempo   03:45   05:00

Electromiograma.[23] La línea continua es el electromiograma del músculo pubocoxígeo, que se revela en la entrada de la vagina; la línea intermitente, en cambio, muestra la actividad del músculo uterino durante la estimulación sexual. Con la estimulación del clítoris observamos una ligera implicación del músculo uterino en los dos orgasmos reflejados. En la estimulación del punto G la actividad de ambos músculos (tanto del útero como del pubocoxígeo) resulta mayor, mientras que su excursión es similar en los tres orgasmos.

En 1987, Josephine Sevely ilustra de forma muy detallada, con fotografías y modelos de cera, la forma y la función de las glándulas parauretrales, consideradas las responsables de la eyaculación femenina.[25]

En 1990, Carol Darling y algunos otros analizaron los cuestionarios procedentes de mil doscientas treinta mujeres y recabaron estos datos: el 40% experimentaba la eyaculación durante el orgasmo; el 66% conocía una zona de la vagina especialmente sensible, cuya estimulación es placentera; el 72% de estas también llegaba al orgasmo.[26]

En 1989, el sociólogo Mark Winton mantuvo que encontrar el punto G y experimentar la eyaculación femenina son capacidades biológicas que pueden desarrollarse, ya que están influenciadas por aquellos que tienen el poder de definir la sexualidad de la mujer. Este poder dicta qué es aceptable, determinando los procesos de socialización y creando, por consiguiente, la realidad.[27] Esta tesis fue rápidamente rebatida por los médicos.[28]

En 1994, Sabine zur Nieden reveló en una encuesta realizada a un grupo de trescientas nueve mujeres, que un tercio de ellas experimentaron la eyaculación al menos una vez en la vida.[29]

Un año más tarde, la sexóloga Ruth Westheimer escribió en su best-seller *Buen sexo* que millones de mujeres buscan el punto G pero que hasta ahora no ha visto a ninguna convencida de su existencia.[30]

En 1997, Gary Schubach llevó a cabo una serie de experimentos antes de llegar a la conclusión de que la mayor parte del fluido liberado durante la eyaculación femenina se origina en la vesícula y solamente una parte tiene su origen en las glándulas parauretrales.[31]

Ese mismo año, Francisco Cabello Santamaria presentó en el XIII Congreso Mundial de Sexología las conclusiones de su investigación: el 75% de las mujeres eyaculaba durante el orgasmo exclusivamente desde las glándulas parauretrales, pero solo una parte se percibe, porque, en general, lo eyaculado vuelve al interior para desembocar en la vesícula.[32]

En 2001, Terence Hines afirmó que la existencia del punto G es similar a la de un plexo nervioso, pero las pruebas anatómicas fueron divergentes y no convencieron.[33]

En 2002, Jannini concluyó sus investigaciones en la Universidad de L'Aquila con lo siguiente: «Las glándulas periuretrales (o glándulas de Skene), presentes en la mayor parte de los grupos examinados, son los homólogos de la próstata masculina y están repletos de fosfodiestarasa 5, una sustancia crucial para la excitación del hombre».[34] Cuando afirmó en el *L'Espresso* que el punto G es el principal responsable del orgasmo vaginal, sus argumentos fueron inmediatamente rebatidos por otros sexólogos, que temieron que hubiera una distinción entre orgasmos de serie A y de serie B.[35]

Así, en los últimos veinte años, en esta posición de *impasse* entre partidarios y detractores del punto G, muchos sexólogos, presas de la incertidumbre, han decidido expresarse con cautela, con afirmaciones del tipo: «No todas las mujeres tienen un punto G, pero decir cuántas son porcentualmente no es posible, la investigación aún no se ha concluido».[36]

La AIED, líder de opinión y gestora de muchísimos consultorios familiares, se expresa así en su página web:

Las opiniones sobre la existencia del punto G son divergentes, ya que muchos investigadores la han negado. Ante la duda, conviene experimentarlo personalmente, sin olvidar, sin embargo, que la dimensión psíquica tiene un enorme peso dentro de la sexualidad, más allá de la estimulación de las zonas erógenas precisas.[37]

A nuestro parecer, la confusión de los científicos en torno al punto G no es proporcional a la competencia de los investigadores, pero hay que buscar más allá de la propia investigación, es decir, en las dinámicas sociales entre las diferentes corrientes culturales y en la aceptación o no de una «realidad más íntima», más privada y, por lo tanto, difícil de cuantificar, de analizar y quizás incluso de aceptar. Al igual que toda sociedad, durante ciertos periodos ha privilegiado a ciertas drogas (en nuestro caso al alcohol, el café y la nicotina) y ha prohibido otras (opiáceos, cannabis, cocaína, alucinógenos), también privilegia de una forma similar ciertos estados mentales e ignora otros, persigue determinadas emociones y estigmatiza otras.

Los estados mentales y las emociones vividas durante la estimulación del punto G, como veremos en los próximos capítulos, no se corresponden precisamente con los valores prevalentes durante los últimos veinte años. Además, si observamos con detalle los estudios citados, tendremos la impresión de que toda una generación de científicos ha estado atrapada dentro de los límites del propio pensamiento, dando vueltas en un círculo vicioso. Todos conocemos esos momentos en los que uno medita continuamente sobre la misma pregunta, rompiéndose la cabeza sin éxito. En ese punto la mente se encuentra muy activa, pero sigue atrapada en un único binario, no logra pensar de forma unilateral o cambiar el nivel lógico, y tampoco ver el objeto de estudio desde otra perspectiva o bajo otra luz. Eso es lo que ha sucedido con muchos científicos, que se han convertido en víctimas de su propia lógica.

Tras un periodo inicial más interdisciplinar, la investigación se fue concentrando cada vez más en la localización de una estructura anatómica correspondiente al punto G o en el aislamiento de una reacción nerviosa, sin tener en cuenta que el placer en el punto G pudiera estar originado por otras fuentes. La investigación ha sido llevada a cabo a menudo por médicos, que a causa de su formación tienden a concentrarse en la anatomía, considerando los relatos de sus pacientes como «anécdotas» si no se incluyen dentro de un cuadro clínico importante. Los psicólogos, en cambio, en estos años de investigación, han sido los grandes ausentes. Tal y como han demostrado ampliamente las investigaciones sobre anorgasmia, no todas las mujeres con un aparato sexual normal experimentan de una forma efectiva el orgasmo, porque se inhiben psíquicamente. ¿Y si sucediese lo mismo con el punto G?

Nuestra impresión es que, tras las primeras noticias divergentes sobre el punto G, muchos científicos decidieron no abordar un tema tan controvertido por temor a arruinar su carrera, y prefirieron mirar hacia otra parte, en lugar de aventurarse en las áreas blancas de la geografía femenina. No es un misterio que los campos de investigación que se han estudiado a fondo son atrayentes para los investigadores posteriores porque ofrecen un rico material de partida, mientras que los que han sido poco explotados asustan a los científicos menos preparados. Y todo esto sin hablar de la accesibilidad del objeto de estudio o de la aplicación práctica de los resultados. Lo demuestra un ejemplo que se ha dado a lo largo de la historia de la biología: durante un largo periodo de tiempo los estudiosos se desplazaron a los países tropicales para catalogar a los animales más raros, obviando la vida que se daba en los descampados cercanos a su casa, la cual permaneció inexplorada durante años. ¿No ha sucedido lo mismo con el punto G... tan a mano y tan poco investigado?

Esta actitud abstracta hacia el objeto de estudio encuentra una correspondencia evidente en el tipo de investigación, que se vuelve puramente «teórica», en el peor sentido del término. En lugar de efectuar estudios de campo –probando entre diferentes grupos de personas o, ¿por qué no?, a sí mismos–, muchos científicos prefirieron, en cambio, largas disertaciones de literatura secundaria, citando y recitando siempre las mismas fuentes. Y todo acaba ahí.

En algunos casos hemos encontrado también cierta confusión conceptual, sin que quede claro qué se buscaba: un área sensible, una estructura anatómica, una reacción psíquica, un orgasmo idéntico al clitoriano, uno distinto al clitoriano, un proceso fisiológico como la eyaculación, una percepción subjetiva o una combinación de todo ello.

Esta es una confusión que influencia, obviamente, al método de investigación. Sabemos que en el pasado el orgasmo femenino era casi desconocido porque no se estimulaba a las mujeres adecuadamente. Desde el punto de vista del investigador, por lo tanto, el orgasmo femenino «no existía», y algo que no existe no se convierte en objeto de investigación. Hoy en día, en muchos ambientes científicos sucede lo mismo con el punto G: no se estimula adecuadamente, por lo que no se lo descubre, por eso no existe. Lo que nos «sitúa ante una interesante paradoja: para encontrarlo hay que estimularlo antes, y para estimularlo tiene que haberlo encontrado».[38] Este fenómeno puede explicar por qué muchos ginecólogos lo ignoran: durante una visita el médico no excita a su paciente; por lo tanto, el punto G no se dilata y, por consiguiente, no se hace visible. Por otra parte, hay que decir que tampoco los urólogos masturban a sus pacientes masculinos y, sin embargo, ninguno de ellos pone en duda la existencia de la erección masculina. Entonces, ¿por qué el potencial sexual de la mujer se mide con otro rasero?

Además, sabemos que el tiempo es un factor importantísimo en la sexualidad femenina y que, para alcanzar el orgasmo clitoriano, cada mujer necesita un periodo muy individual. Lo mismo es aplicable en el caso del punto G: en un minuto es muy improbable que se lo encuentre, pero en veinte la probabilidad se vuelve altísima. Surge, por lo tanto, la duda de que en algunos casos la estimulación haya terminado demasiado pronto, llevando a resultados científicos insatisfactorios, sobre todo para las mujeres.

Esta consideración, que podría parecer una ocurrencia fácil, refleja, en cambio, un aspecto adicional de este clamoroso fracaso científico. ¿Cómo no tener en cuenta el hecho de que «la lucha entre sexos» de las últimas décadas pueda haber influenciado –al menos, a nivel inconsciente– también a los estudiosos, fueran hombres o mujeres?

Es, de hecho, indudable que existen cuando menos dos elementos disuasorios para el hombre en el descubrimiento del punto G: en primer lugar, porque se alcanza mucho más fácilmente con el dedo que con el pene; en segundo lugar, porque no reacciona de forma inmediata, sino que requiere una larga estimulación, más larga que los «preliminares», que para muchos hombres duran ya demasiado.

En el otro lado, las feministas apenas se habían librado del fantasma freudiano de un «orgasmo vaginal más maduro» y disfrutaban de la nueva libertad del orgasmo clitoriano tan promovido por Shere Hite.[39] Con la autoexploración y en la estimulación del clítoris, la mujer disfrutó finalmente de autonomía propia, pudiendo masturbarse a placer, lo que supuso una gran conquista femenina. El punto G, en cambio, es a menudo difícil de alcanzar con el propio dedo, y para estimularlo las mujeres debían pedir de nuevo ayuda al compañero, de cuya dependencia acababan de liberarse. Eso explica, entre otras causas, por qué el punto G estaba más valorado entre las mujeres lesbianas que entre las heterosexuales.

Para concluir, también en el ambiente científico, como en todas partes, existen modas y convicciones ampliamente compartidas sobre qué argumentos están de moda y cuáles no, corrientes de pensamiento, a su vez, fruto de tendencias y contratendencias de movimientos sociales opuestos e influenciadas por los intereses de los grupos de presión más poderosos, desde los religiosos hasta los políticos y económicos. Además, los líderes de opinión y los medios de comunicación a menudo no deciden la publicación de una noticia basándose en su contenido, sino en su «grado de novedad». Si no son descubrimientos clamorosos y hechos sensacionalistas, todo tema tiene un único destino: aparecer cada vez menos hasta desvanecerse por completo... A no ser que se vuelva a poner de moda y gire de nuevo la noria.

UNA INVESTIGACIÓN A MEDIDA DE LA MUJER

Sin embargo, si después de los «desbordamientos» de los años ochenta y noventa, estamos atravesando ahora un periodo de silencio sobre la cuestión del punto G, ¿por qué hemos decidido nosotros, en cambio, escribir un libro sobre el tema? Todo surgió durante un ritual iniciático en un curso de Tantra con nuestros maestros Bali y Prabhato, es decir, la experiencia relatada por Micaela al inicio de este capítulo. Fue una revelación, uno de esos momentos que se recuerdan durante toda la vida. Y, al día siguiente, incrédulos, continuábamos preguntándonos: «Pero ¿qué ha sucedido?». Luego continuamos nuestro recorrido de descubrimiento en casa, percibiendo gradualmente cómo afloraba una riqueza de percepciones latentes en la pelvis, más allá de la sexualidad.

De estas reflexiones, íntimas e inconfundibles, sobre el punto G, sin embargo, no hay ni rastro en los numerosos textos científicos escritos sobre el tema. Una enorme laguna. Había que crear, por lo tanto, un puente entre la esfera mística y la ciencia, describir esta profunda experiencia en términos que todos pudieran comprender, subrayando la connotación femenina. Así, partimos del tantra, que basa sus raíces en la sociedad matriarcal, donde los métodos y los instrumentos de búsqueda interior están más relacionados con la psique femenina, porque son creados por mujeres, por maestras –madres espirituales– de los hombres, celebradas como fundadoras del propio movimiento.[40]

En este libro usamos todos los medios disponibles para traducir estos principios milenarios al llamado paradigma científico, consciente de que tender un puente entre dos mundos hasta ahora tan distantes y diferentes comporta el riesgo de perder alguna joya por el camino.

Respecto a la tradición tántrica, no hemos inventado nada, ni exponemos una nueva forma de encontrar el punto G, sino que simplemente describimos lo que nuestros maestros nos han enseñado y que, a su vez, ellos aprendieron de Margo Anand, la pionera del tantra occidental. Nuestro único mérito consiste, en todo caso, en haber profundizado en el tema, en haber recolectado más datos y en haberlos presentado de una forma más estructurada.

Cuando decidimos escribir este libro, nos propusimos dos objetivos:

- Proporcionar un mapa, no solo para localizar el propio punto G físicamente, sino también para poder orientarse psicológicamente en el embrollo de sensaciones y emociones que emergen. Para explicar la técnica bastan, de hecho, pocas directrices, pero para beneficiarse con el alma y el cuerpo es mejor aprovechar esta «visita guiada» al interior de una misma.

- Proveer al mundo científico (del que nos sentimos muy cerca) un enfoque innovador, un punto de partida para futuras investigaciones que puedan centrarse además en la experiencia subjetiva femenina, prosiguiendo nuestra observación directa de todo el proceso de estimulación en ciento ochenta mujeres.

Fieles a estas premisas, al comenzar nuestra investigación dejamos deliberadamente a un lado todo lo que se había escrito o dado por hecho sobre el tema, para adentrarnos en ella con el alma inocente de un niño que sabe vivir aún con maravilla cada descubrimiento y que solo en un segundo momento se vuelve curioso y quiere saber y conocer.

En términos científicos, hemos considerado al punto G una caja negra, que reacciona ante cierto estímulo de un modo observable y reproducible, donde el estímulo es la propia estimulación del punto G y la reacción, la de la mujer. No nos paramos en la cuestión de si la erogeneidad del punto G se debe a la estimulación de terminaciones nerviosas, a la de un punto energético (como en la acupuntura) o a una secreción endocrina; no estudiamos la causa, sino el fenómeno. La primera conclusión a la que llegamos con este enfoque fenomenológico es que estas experiencias femeninas eran lo más individuales y polifacéticas posible.

Para descubrir este universo tan multiforme hemos, por lo tanto, hecho lo contrario a lo que normalmente hacen los científicos, que distribuyen cuestionarios a un gran número de personas y después, para profundizar en estos resultados masivos, llevan a cabo observaciones directas solo sobre un número reducido de voluntarios, a menudo pacientes de su clínica o estudiantes de la facultad de medicina. Nosotros, en cambio, hemos observado de cerca y directamente a las ciento ochenta mujeres de nuestra investigación mientras sus compañeros las estimulaban en el punto G. Dado que posteriormente, tras la publicación de *Tantra, el camino del éxtasis sexual*, nuestro primer libro, continuamos el estudio distribuyendo cuestionarios a sesenta y cinco mujeres para obtener una descripción detallada de su experiencia, utilizamos también este material, recabando estadísticas que se pueden encontrar al final de este volumen, en el Apéndice.

La buena noticia de esta investigación es que todas las mujeres que respondieron encontraron el punto G y describieron también de una forma inconfundible cómo se distinguía su percepción de las demás áreas en el interior de la vagina (pregunta 8). Ninguna dijo sentir en aquel punto sensaciones parecidas a las experimentadas en las demás partes de la pared vaginal anterior. Sabemos además a partir

de las observaciones directas que todas las mujeres lo localizaron con precisión, incluso si, especialmente al principio,
era posible que se tratese de una cuestión de milímetros.

**8.e. ¿Son las sensaciones en el punto G diferentes a las
sensaciones en las paredes vaginales limítrofes?**

Sí 59

No 0

No contesta 6

Total = 65

8.f. Si la respuesta es sí, ¿de qué forma?

Sensaciones amplificadas, más fuertes,
más a flor de piel, más intensas 13

Sensaciones más focalizadas, más claras
y precisas 12

Ganas de orinar, calambres, pinchazos,
quemazón, dolores 11

Más disfrute, más erotismo, más placer, más
éxtasis 9

Más excitación y más fuerte 8

Las sensaciones se extienden por todo el
cuerpo 7

El placer llega al límite de lo sostenible 6

El placer es más extenso y más profundo 3

Más sensibilidad, pero también más malestar 2

Espasmos 1

Como veremos, el punto G provoca sensaciones que son «lo más» en términos de precisión, intensidad, excitación, profundidad, extensión en el cuerpo y disfrute. Pero pueden suscitar también efectos desagradables, como quemazón, dolores o calambres. Profundizaremos en este aspecto en el capítulo 3.

Reconfortados por estos datos, tomamos una decisión radical. Tanto en la enseñanza del tantra como en las consultas sexológicas, estamos acostumbrados a actuar según principios pragmáticos: nos interesa saber si un método funciona, y en qué circunstancias. La teoría es secundaria. Decidimos darle a nuestra investigación este mismo enfoque fenomenológico.

El objetivo último del tantra es la percepción del «todo comprendido en el uno» (no-dualidad), lo que significa despojar a la mente de la primacía respecto al cuerpo, típica del pensamiento analítico occidental. El punto G, en especial, rehúye cualquier tipo de enfoque intelectual-lineal, llevando a cualquier forma de pensamiento sistemática a la capitulación, y precisamente es este aspecto lo que lo hace tan interesante. Se sitúa, de hecho, en una dimensión «cuerpo-emoción-cuerpo-estado de ánimo-cuerpo» y para comprenderlo hay que salir de la lógica estrictamente racional, liberándonos de la necesidad de catalogar todo intelectualmente. Nos damos cuenta de que, para muchas personas, estas afirmaciones suenan provocadoras y desestabilizantes, pero el centro de la cuestión es precisamente este: librar el terreno de prejuicios y de falsas certezas, para abrir la mente y el cuerpo a una experiencia iluminadora, llena de sorpresas y... total.

¿Estáis preparados para comenzar el viaje?

Capítulo 2

¿CÓMO DESCUBRIR EL PUNTO G?
UN RITUAL INICIÁTICO

Como hemos visto en el capítulo anterior, toda mujer tiene un punto G; solo hay que encontrarlo. ¿Cómo? Nos ocuparemos de eso enseguida, pero antes escuchemos los testimonios de algunas mujeres que lo han experimentado.

GRAZIELLA

Perder el control para mí siempre ha sido algo difícil; pues bien, durante el masaje del punto G conseguí abandonarme tanto que llegué a sentir que me precipitaba hacia el vacío, y tuve que agarrar a mi compañero de la mano para seguir en contacto con él. Esta experiencia ha roto todas mis barreras, mi forma de vivir el sexo. El nuevo orgasmo es, de hecho, mucho más relajante, mucho más abierto que los que conocía en el pasado, cuando llegaba al clímax contrayendo las piernas y poniendo todo el cuerpo en tensión. En cambio, ahora la experiencia es relajante siempre, no solo después, y ya durante la estimulación siento que me abro al mundo, que me sumerjo en él.

MIRELLA

Inicialmente, estaba llena de miedos y de preocupaciones; cuando practicaba el sexo, experimentaba placer, sí, pero siempre tenía la sensación de que me faltaba algo, de que aún había una zona en blanco en mi cuerpo. Posteriormente, con este masaje, encontré el punto sagrado, que me procura un enorme placer, un placer bastante distinto del anterior y más intenso. Así descubrí una sexualidad más rica, adquirí mayor confianza en mi cuerpo y más poder sobre mí misma. Estoy contenta; más bien estoy tan entusiasmada con este descubrimiento que me gustaría contárselo inmediatamente a todas mis amigas.

OLIVIA

Tras el masaje en el punto G, al salir de la sala, caminaba sobre las nubes, así de bien me sentía. No era simplemente un placer mayor: se trataba de algo completamente distinto. Me parecía ser un guante del revés. Todo mi exterior estaba en mi interior, y mi interior estaba fuera; lo que antes me quedaba claro ahora me resultaba confuso, y lo que antes no comprendía ahora me quedaba clarísimo; el mundo se había puesto patas arriba. Incluso las cosas más sencillas, como seguir cuatro pasos, eran diferentes: no era yo quien ponía un pie antes que el otro, sino que la masa de aire espaciosa, abriéndose ante mí, me invitaba cariñosamente a seguir, y luego se cerraba detrás de mí, envolviéndome por completo.

CÓMO REVELAR EL PUNTO G EN CINCO PASOS

Te invitamos a realizar este masaje (algunos lo consideran un ritual) paso a paso. Es una forma segura y fiable de revelar el potencial del punto G. No es la única forma para entrar en contacto con él, pero al menos la primera vez es aconsejable proceder de manera sistemática. Una vez se haya tomado confianza, se podrá modificar siempre a placer. Cuando identifiques el punto G con total seguridad siguiendo estos pasos, todas las emociones te resultarán más familiares, lograrás encontrarlas con más facilidad cuando te masturbes y reconocerás mejor sus sensaciones típicas cuando hagas el amor.

Pasemos ahora a la práctica, explicando primero cómo localizar el punto G con la colaboración de un compañero y posteriormente cómo hacerlo sola.

Una advertencia: seguir el método de cinco pasos no significa hacerlo mecánicamente. Más bien hazlo con emoción, con pasión, con dificultad, con placer, hazlo como venga, pero mantén el ritmo, sin saltarte ningún paso.

Es cierto, durante el curso de tantra este masaje dura más de cuatro horas y los participantes se ven ayudados por el contexto, apoyados por la presencia de un guía paso a paso, por la atmósfera del grupo, por la intensa labor sobre la sexualidad desarrollada durante los días anteriores; en resumen, por una serie de circunstancias que ayudan a superar las posibles dificultades de la primera vez. Al hacerlo en casa con tu compañero (o con tu compañera, si tienes una relación lésbica), un lapso de tiempo de una o dos horas puede considerarse más razonable. ¿Cuáles son los cinco pasos?

1. *Preparar el viaje*. El hombre se encarga del ambiente; por ejemplo, lleva a los niños a casa de la abuela, pone la habitación a una temperatura agradable, activa el contestador automático y hace todo lo que sea necesario para poder dedicarse durante dos horas exclusivamente a su mujer. Prepara también todo lo preciso para el masaje: aceite y gel vaginal. Si estáis tensos, podéis comenzar con un poco de movimiento, estiramientos o baile, para entrar más en contacto con vuestro cuerpo. Después abrid el ritual con un saludo. En primer lugar comunicaos los miedos, expectativas, preocupaciones y pensamientos respecto a la experiencia que va a tener lugar. Después, el hombre le hará a la mujer un masaje para relajar todo su cuerpo, y cuando ella esté decúbito supino, se sentará entre sus piernas.

2. *Llamar a la puerta*. En esta fase, el hombre se acerca a la zona caliente, ayudando a la mujer a descender a los genitales con su propia conciencia y a relajarse. Le masajea los músculos abdominales, la ingle y el perineo. Después distribuye el aceite por los genitales y prosigue con el masaje de los labios mayores y, finalmente, de los labios menores. Durante todos estos masajes, distribuye energía por todo el cuerpo.

3. *Abrir la puerta*. El hombre pone un dedo en la entrada de la vagina y, cuando ella lo pide, entra con delicadeza con la primera falange, presionando lateralmente

en todas las direcciones. Hay que imaginar que se tocan todas las horas de un reloj, con las doce sobre el clítoris y las seis sobre el ano. Tras esto, el hombre entra con la segunda falange, volviendo a presionar todas las horas, pero esta vez con más profundidad. Al final entra con todo el dedo y, haciendo presión, ayuda a la vagina a relajarse en todas las direcciones, omitiendo, de momento, las doce.

4. *Quitar el velo*. El hombre puede ir ahora a las doce y buscar el punto G, pidiéndole guía a la mujer. Inicialmente ejerce una presión suave, después la hace aumentar de forma constante durante algunos minutos y comienza a alternar una presión constante sobre el punto G con pulsaciones o vibraciones.

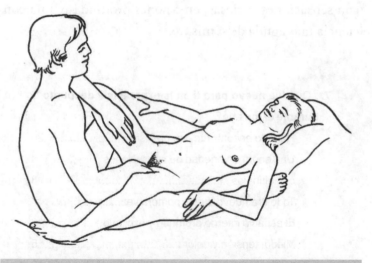

Posición con el hombre entre las piernas de la mujer.

5. *La feminidad revelada*. Tras haber estimulado larga-
mente el punto G, el hombre retira con lentitud el
dedo y deja que la mujer descanse sus emociones.
Finalmente, concluid el masaje y el ritual con un
saludo.

Como habréis percibido, el método no es demasiado
complejo. Lo que hace que este viaje resulte más imprevisi-
ble no es, de hecho, el aspecto técnico, sino las sensaciones y
las emociones que lo acompañan. Para Cristóbal Colón, el
verdadero desafío no era mantener el timón para orientar su
nave hacia el oeste o encontrar los vientos apropiados, sino lo
desconocido. De forma análoga, también nuestro viaje nos
llevará a descubrir un nuevo mundo, territorios ignotos de
nuestra sexualidad, sorprendiéndonos y desorientándonos
con sensaciones curiosas, emociones profundas y una conciencia más aguda de sí mismo.

7. ¿Qué fue nuevo para ti en la experiencia del punto G, durante el masaje?

Haberlo encontrado con precisión...................... 20

Una enorme variedad de sensaciones
con altibajos 8

Todo era nuevo, fue la primera vez...................... 7

El espacio interno profundo y excitado................ 6

Miedo, tensión y dolor 5

Contactar con el punto G sin penetración............. 5

La profunda relajación... 5

Mucha relajación y sensibilidad en la vagina....... 4

La intimidad y el completo abandono 3

Un aumento de la conciencia 3

La dedicación a mí durante tanto tiempo............. 2

Sentir los reflejos y el orgasmo en todo

el cuerpo 2

Como podemos ver por las respuestas al punto 7 del cuestionario (página 221), las mujeres no hablan solo de excitación o de placer, sino también de todo lo contrario, y la verdadera novedad no es tanto el descubrimiento de una zona erógena más como el hecho de experimentar percepciones tan dispares en este lugar. Detallamos algunas de ellas.

ELENA

Experimento un placer diferente al habitual orgasmo, más sutil e incluso más pleno, porque siento que también el bajo vientre se ve implicado y no solo los genitales, un placer continuo que percibo mientras me acarician. A veces, me parece que pierdo la conciencia durante unos segundos, y además aumenta muchísimo la lubricación vaginal. Las emociones que se destilan de la presión constante son muy distintas a las que se experimentan en una relación.

ROSANNA

Para mí fue algo nuevo poder mantener lo insostenible. La increíble variedad de experiencias y la velocidad de cambios de paisaje, el no hacer. El fantástico viaje vivido, las emociones sentidas, los estados de ánimo tan alternantes, el infinito palpable, el fluir como el agua, el expandirse en el cuerpo. Disfruto del tiempo, de todo ese tiempo que está dedicado a mí.

EVA

Durante el masaje era como si se estuviera profundizando en un túnel vacío donde nunca se llegaba al final. Después, el descubrimiento de mi silencio interior, de mi espacio más profundo e íntimo.

Sabemos que los cinco pasos para encontrar el punto G, incluso siendo sencillos, implican una serie de dificultades potenciales, pero también otras tantas sorpresas y descubrimientos. Por eso queremos describir detalladamente lo que se puede esperar en cada una de estas fases. Finalmente, daremos algunas sugerencias para resolver los eventuales incidentes que pueden surgir durante el recorrido.

1. Preparar el viaje

Como mujer, a fin de prepararte para la exploración del punto G te debes poner en contacto con tu voluntad de descubrir algo sobre ti, tomándote en serio a ti misma y a tu sexualidad. Iniciar un viaje interior para hacerle un favor al compañero no es, de hecho, la motivación más adecuada. Si, por ejemplo, tu compañero te anima a probar esta experiencia, lo puedes considerar como un regalo que te hace, pero luego te toca a ti aceptarlo o no.

Comienza ya antes del masaje a observar tus sensaciones, tus pensamientos y las expectativas que hay en tu mente, como: «No sé si me hará disfrutar», «Si no llego a un superorgasmo, desilusionaré a mi marido» o «Esperemos que esta vez haga bien las cosas; normalmente me toca con torpeza».

Para liberarte de esta carga mental contraproducente, puedes escribir en tu diario todos los pensamientos que te pasan por la cabeza y liberarte con el bolígrafo. Una vez trasladados al papel, no debemos seguir rumiando sobre ellos.

Otra bonita forma de prepararte es cuidar cariñosamente tu cuerpo: da un paseo por un lugar que te guste, regálate un baño caliente, úntate con tu crema o con tu aceite favorito, perfúmate... En cualquier caso, te aconsejamos que orines incluso si no tienes la vejiga llena y que no comas en exceso.

Como hombre, en cambio, te puedes ocupar de las cuestiones prácticas: regular la calefacción o el aire acondicionado, preparar la cama, poner algunos cojines como apoyo y tener a mano todos los accesorios que vayáis a necesitar para no tener que levantarte durante el masaje –aceite natural no perfumado (germen de trigo, almendra, oliva), gel vaginal, pañuelos de papel, una toalla, agua para beber, etc.–. Además, córtate y límate las uñas, prestando especial atención a las que entrarán en la vagina. Durante los preparativos escucha también a tu esfera interior y comienza a concentrarte siguiendo tu respiración y tus expectativas masculinas.

Cuando todo esté preparado, podéis comenzar el ritual con un saludo, que le dé un inicio preciso. Desde ese momento en adelante, os aconsejamos que cada uno siga centrado en sí mismo, que solo se usen palabras que sirvan para expresar lo esencial de forma sintética, evitando las conversaciones –podréis tenerlas antes o después del masaje, pero no mientras se produce.

Ahora la mujer se puede tumbar cómodamente, en posición decúbito supino sobre la cama, mientras el hombre se pone a su lado. Ambos podéis conectar con vuestras sensaciones corpóreas respirando algo más profundamente de lo normal y siguiendo la respiración de forma consciente. Como mujer, una respiración consciente te ayuda a abrirte a tu cuerpo y a saborear también las tonalidades más sutiles de todas las sensaciones que encontrarás. Como hombre, te ayuda a mantenerte en el presente, a no cansarte, a no volverte mecánico, sino a disfrutar de tu sensibilidad en cada acto y a cada momento.

En este punto, el hombre comienza un masaje de entre diez y quince minutos, esforzándose en liberar las tensiones del cuello, de la espalda y de cualquier músculo contraído de su compañera. Después de este masaje te puedes sentar entre las piernas de la mujer, poniendo sus rodillas sobre tus piernas cruzadas o extendidas. De esta forma, tienes contacto constante con ella y le proporcionas un apoyo sólido para que se pueda abandonar a sus propias sensaciones. Recuerda mantener una posición cómoda durante todo el masaje, realizando de vez en cuando pequeños movimientos para relajarte y varias respiraciones profundas cuando te des cuenta de que te cansas.

2. Llamar a la puerta

Cuando te acerques a los genitales de tu compañera, recuerda que cada paso necesita tiempo. Si procedes con demasiada rapidez, es posible que ella se excite, pero no se relajará –este es el estado más necesario que cualquier otro para los sucesivos descubrimientos–. Muchas mujeres no saben ni siquiera qué es relajar los genitales, sino que viven todas las experiencias eróticas con una enorme excitación y, al mismo tiempo, con una fuerte tensión. Así, el masaje relajante para ellas es una sorpresa, porque no están acostumbradas a que se toquen sus genitales si no es para excitarse. Cuanto más tiempo dediques a cada roce y a cada presión, prestando atención a cada centímetro cuadrado, mayor será el número de tejidos capaces de abandonarse a tu masaje. Sentirás entonces cómo el cuerpo de la mujer se abre lentamente y con confianza bajo tus dedos.

Puedes masajear la vulva de tu compañera durante alrededor de media hora, en el orden mostrado en el dibujo, por lo que puedes dedicar unos cinco minutos a cada parte. Sin entrar en largas explicaciones, es aconsejable que la mujer diga si algo le irrita, o si le hace daño. Son eficaces las instrucciones sencillas como «más lento» o «con más decisión», mientras que es mejor evitar las críticas. Mejor aún es utilizar reacciones en forma de sonidos y suspiros, que llegan directamente desde el cuerpo, sin tener que pasar por la mente, y que, por lo tanto, son más inmediatas.

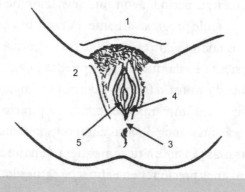

La vulva.

1. Como hombre, ahora puedes llevar la punta de los dedos inmediatamente sobre el pubis, más o menos en el límite del vello. Partiendo con una presión vertical hacia abajo, presiona en el principio de los músculos abdominales. Pronto sentirás que puedes entrar con más profundidad cada vez que la mujer espira, mientras que, cuando inspira y el vientre se expande, tus dedos se verán empujados ligeramente hacia fuera; sigue con la presión de los dedos el movimiento de su respiración.

2. Después de unos cinco minutos, puedes retirar los dedos del pubis y continuar con el hueco entre el muslo y el glúteo derecho. Presiona con el pulgar o con la yema de dos o tres dedos un punto tras otro, permaneciendo, sin embargo, por debajo del tendón central del interior del muslo, porque la zona de la ingle situada sobre este tendón es muy delicada. La presión no va dirigida a las articulaciones ni a las partes blandas, sino únicamente a los músculos, a los que sentirás ceder bajo tu tacto. En general, el contacto constante con tu mano le sirve a tu mujer para seguir siendo consciente de la propia pelvis durante un largo periodo, con una sensación de relajación que se extiende progresivamente. Por eso, usa movimientos lentos cuando entres con el dedo en contacto con un punto, siente hasta qué presión puedes llegar, mantenla constante durante un tiempo y después relájala de nuevo. Armoniza estos movimientos con tu respiración; así permanecerás más anclado a tu cuerpo y, por consiguiente, volverás más sensible a tu compañera. Finalmente, realiza las mismas presiones en el hueco izquierdo.

3. Tras haber masajeado estos dos huecos, puedes continuar con el perineo, el grupo de músculos situados entre la abertura vaginal y el ano. Al tratarse de músculos fuertes, puedes usar solo un pulgar o ambos, el dorso de dos o tres dedos doblados o incluso el puño. Busca la mejor forma de ejercer una presión firme y placentera para la mujer. A medida que el perineo se relaja, realizarás presiones más a fondo, delicadamente, mientras la respiración de tu compañera se vuelve más profunda y relajada. El perineo es un lugar apto para experimentar la diferencia entre la tensión que se deriva del cansancio muscular y aquella que nace del propio ritmo respiratorio: imagina que es tu respiración la que ejerce la presión, en lugar de los músculos de tus manos, y notarás la diferencia.

4. Ahora toma un poco de aceite en la mano y deja que se vierta sobre el pubis de la mujer, extendiéndolo con movimientos suaves sobre los labios mayores y sobre la ingle, centrándote en el exterior de la vulva. Si conoces nuestro libro *Tantra, el camino del éxtasis sexual*, recordarás la tipología anatómica del *Quodoushka* con las diferentes formas de la vulva: mujer loba, mujer cierva, mujer oveja, mujer búfala, mujer danzante. Este masaje es una oportunidad para observar las características físicas de tu mujer y reunir también información sobre su reacción sexual. Acercándote a los labios mayores –sin tocar el clítoris–, comienza a tomarlos delicadamente entre los dedos, a tirar de ellos, a masajearlos, a restregarlos, a presionarlos, a estirarlos con movimientos que vayan centímetro a centímetro. Este masaje placentero y distendido tampoco

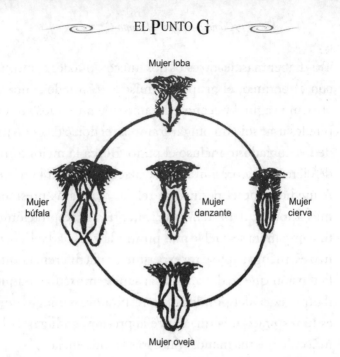

tiene como intención excitar a la mujer, sino hacer que se relaje.

5. A continuación, y siempre con la ayuda del aceite, deslízate más hacia el interior de la flor femenina, pasando de los labios mayores a los labios menores (o internos), que son más delicados y de un color rosado. También puedes masajearlos y acariciarlos, pero con toques tiernos y ligeros, comparables a los que utilizarías para acariciar los pétalos de una rosa. Además, puedes presionar con suavidad los labios mayores uno contra otro, para hacer que se unan los menores, de forma que la mujer haga el mismo gesto con la vulva que el que hace con la boca cuando ha tenido un mal día. Después continúa jugando así, haciendo diferentes «muecas» con los labios, todas orientadas a la distensión. Como mujer, en este punto puedes

volver a revisar tus expectativas y tu estado de ánimo respecto a la estimulación sexual: si esperabas experimentar sensaciones impactantes, probablemente te sentirás decepcionada. Pero presta atención: quizás de des cuenta de que sientes poco o de que incluso no llegas a apreciar la calidad relajante de este masaje porque permaneces tensa ante lo que aún está por llegar o, mejor dicho, ante lo que presumes que aún debe llegar. Sean cuales sean tus deseos y tus expectativas en este momento, déjate llevar. Ábrete a lo que estás experimentando en este instante, no a lo que crees que debes sentir; ábrete a una nueva experiencia física centrando tu consciencia más en las partes aisladas de tu cuerpo que tu pareja está tocando que en los pensamientos que te llenan la mente. Aprende a unir las sensaciones corpóreas con el ritmo de tu respiración: es una forma óptima de percibir también las pequeñas sensaciones en los genitales, que quizás sean poco espectaculares, pero muy ricas. Mientras sigues conectada con las diferentes percepciones físicas, podrás notar también cómo se redimensionan los pensamientos, obteniendo el peso justo en el interior de tu conciencia.

Como hombre, en toda esta secuencia te mueves poco. Si te das cuenta de que las rodillas se te adormecen, te puedes ayudar con pequeños movimientos para mantener el cuerpo vital y sensible. Cuanto más consciente seas de las sensaciones corpóreas y del ritmo respiratorio, más presente estarás, más despierto y sensible, y el masaje será más divertido también para ti. No debe convertirse en un sacrificio para contentar a la mujer, sino más bien en una exploración femenina similar a la que haría un espeleólogo lleno de entusiasmo cuando observa los distintos tipos de roca en la entrada de la caverna que visitará dentro de poco.

Aún a riesgo de repetirnos, te aconsejamos que lleves a cabo este masaje con una óptica completamente distinta a la forma en la que tocas los genitales de tu pareja durante los preliminares, cuando buscas excitarla para pasar después a la penetración. Esta vez se trata de hacer que sea consciente de la vulva, para que pueda percibirla con total sensibilidad milímetro a milímetro. No esperes, por lo tanto, la clásica excitación que precede al orgasmo; más bien ábrete a todo: está bien si llora, si se irrita, si disfruta e incluso si no siente nada en especial. Si, por ejemplo, tus tocamientos la molestan, como es posible que suceda, no significa que estés haciendo algo mal, sino que puede ser también señal de que estás realizando bien tu trabajo, de que le ayudas a entrar en contacto con aquellos sentimientos escondidos almacenados en lo más profundo de sus genitales y que salen a la superficie solo cuando ella se relaja realmente.

3. Abrir la puerta

Cuando los pétalos de esta flor se sienten colmados de atención, el hombre puede prepararse para entrar en la gruta del placer con el dedo. Pero ten cuidado con los automatismos: a menudo, el hombre acelera los tiempos, proyectándose mentalmente en la penetración cuando aún está fuera. Esta vez, en cambio, sigue concentrado benévolamente en ti. Úntate gel vaginal en el dedo (a menudo el corazón o el índice) y haz que el pensamiento también espere junto al dedo aún fuera, en la entrada. No vas a penetrar la vulva; espera a que sea ella la que venga a ti. Permaneciendo posado en la abertura, en cierto momento tendrás la clara sensación de que la flor se abre sola, de que es ella la que te invita, y solo entonces permítele a tu dedo que se cuele dentro milímetro a milímetro, como si lo estuvieran succionado, hasta la primera falange. Con la otra mano, la que está libre, puedes acariciar el vientre, los senos o las piernas de tu compañera, para conectar las sensaciones que está experimentando en los genitales con las demás partes del cuerpo. A continuación, ayúdala a relajar toda la vagina masajeándole las paredes vaginales con el dedo hasta tocar todas las horas del imaginario reloj.

En esta fase es importante tener el dedo recto y no doblarlo, usando la yema además de la punta. Cuando la palma de la mano esté vuelta hacia arriba, puedes comenzar a presionar las doce, es decir, el clítoris y el hueso púbico, aproximadamente durante un minuto. Después gira hacia las once, presiona de forma constante y continúa sobre

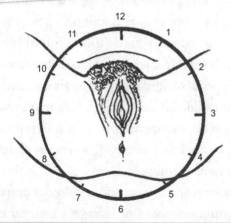

Reloj.

tejidos más blandos, aumentándola poco a poco. Durante toda la secuencia usa movimientos dulces, fluidos, suaves, nunca improvisados o bruscos, de forma que para la mujer sea más fácil abandonarse a las sensaciones y saborearlas. Prosigue después girando la mano en sentido contrario a las agujas del reloj, ejerciendo una presión constante sobre cada hora durante alrededor de un minuto.

Como mujer, puedes notar cómo cambian las percepciones de una hora a la otra: abundante, delicada, punzante, placentera, relajante, molesta, luminosa, etc. Puedes abandonarte a todas y cada una de las sensaciones que llegan, contemplarlas cuando se forman, seguirlas durante su desarrollo y percibir cómo desaparecen cada vez que el dedo se dirige hacia el siguiente punto, para dejar paso a la próxima sensación.

Como hombre, cuando hayas dado toda la vuelta, pon el dedo dentro de la vagina, sin ejercer presión alguna, y espera a la próxima invitación a deslizarte más adentro, hasta la segunda falange, o medio dedo. No lo introduzcas aún completamente, sino que realiza otra vuelta de reloj, centrándote de nuevo alrededor de un minuto sobre cada hora. Esta vez puedes elegir si tener el dedo recto como antes o doblarlo con la yema dirigida hacia las paredes. En esta vuelta, sin embargo, sáltate las doce, porque algunas mujeres tienen el punto G precisamente dentro del hueso púbico y aún no queremos tocarlo. Finalmente, deja reposar el dedo de nuevo en el centro de la vulva.

Con las próximas respiraciones puedes prepararte para ser invitado una vez más por la vagina a entrar con todo el dedo. Cuando llegues al fondo, evita tocar el cuello del útero, porque la mujer podría encontrarlo muy desagradable. Saltándote de nuevo las doce, da una tercera vuelta de presiones, esta vez con el dedo doblado porque estás en una cavidad mucho más amplia y espaciosa que al principio. Con los tejidos suaves usa una presión delicada pero continua.

De vez en cuando encontrarás puntos un poco duros que bajo una presión constante se disolverán. En cualquier parte sentirás también el pulso de alguna arteria contra el dedo.

Como mujer, recuerda que la respiración profunda y los sonidos guturales te ayudan a disolver todo lo que está duro o rígido tanto en la vagina como en el cuerpo en general. En el caso de que una cierta presión fuera realmente insostenible, hazle a tu hombre una señal con la mano y él la aligerará.

En ese caso, como hombre, suaviza la presión y espera, pero sin retirar la mano. Si con cada molestia retiras la mano o interrumpes el masaje, no le haces un favor a la mujer: probablemente le ofreces alivio inmediato, pero al mismo tiempo le estás arrebatando una oportunidad de afrontar seriamente sus propias tensiones. El peligro opuesto es que, demasiado fascinado por lo que estás haciendo, te dejes absorber con excesiva energía dentro de tu compañera. Presta atención siempre a permanecer centrado en ti mismo y en tu respiración.

Como mujer, la vagina te ofrecerá sorpresas de todo tipo: silencio, paz y sensación de serenidad, pero también calambres, picores y dolores. Echemos un vistazo a la estadística para ver cuáles son las sensaciones más frecuentes.

8.b. ¿Qué has percibido físicamente en los genitales?

Placer localizado o difuso 16

Molestia, dolor, pinchazos, tensión 13

Apertura, expansión, sensación de una

vagina larga 10

Relajación, distensión, alegría 6

Excitación ante el contacto 6

Fluidez, dulce suavidad 5

Palpitaciones 4

Calor 4

Anestesia 4

Una alternancia entre placer y dolor 3

Paz y tranquilidad 3

Una diferencia entre izquierda y derecha 2

8.c. ¿Qué has percibido en la pelvis?

Expansión, distensión, apertura, alargamiento ... 14

Dolor, tensión, inmovilidad, cierre 11

Suave relajación, abandono, movimientos

fáciles 9

Calor 8

Ondas, vibraciones o placer fluctuante 4

Una alternancia entre cierre y expansión 3

Dos líneas del punto G hacia el vientre 2

Casi nada 1

Como vemos, prevalecen las sensaciones agradables, pero tanto en los genitales como en la pelvis, en el segundo puesto encontramos otras menos placenteras: pinchazos, malestar, tensión y dolor. Pueden aparecer de manera simultánea o alternarse en el tiempo, y muchas mujeres cuentan que entre una hora y la otra o entre una profundidad y la otra pasan del cielo al infierno.

EMANUELA

Inicialmente, la presión ejercida por mi compañero no era lo suficientemente fuerte para hacer que centrara mi atención en puntos precisos; por lo tanto, le dije que presionara más. Él me miraba con incredulidad, pensando que ya estaba haciendo mucha presión. Pero cuando comenzó a tocarme con más decisión, sentí poco a poco una distensión del vientre, que bajo las respiraciones profundas se inflaba como un globo. Percibí tal sensación de apertura en la vagina que me parecía que podía recibir cualquier cosa. Advertí una expansión total; la vulva era enorme y palpitante.

MARINA

Tras varios minutos de haber encontrado el punto, no lograba mantenerme en la piel. El punto G me ardía, el vientre y el pubis me bullían, me sacudía en todas direcciones. Con estas sensaciones en el límite entre el placer y el malestar, no sabía qué hacer, así que decidí continuar. Aunque me lo imaginaba más placentero, mi curiosidad era demasiada para parar.

4. Quitar el velo

Ahora te puedes poner a buscar el punto G, doblando el dedo en alto y probando hacia delante y hacia dentro sobre las doce, en la vagina de tu compañera, a lo largo de la línea imaginaria que va desde el hueso púbico hasta el cuello del útero. Generalmente, el punto G se reconoce por su tejido ligeramente más rugosos y a veces más turgente, más en relieve respecto a las zonas limítrofes, como el cielo del paladar. Los hombres lo describen como algo parecido a una aceituna, una nuez, una pequeña isla o «un gusano gordinflón». Si no estás seguro de encontrarte sobre el punto, prueba a ejercer la misma presión en un área de un centímetro hacia delante, hacia atrás o lateralmente, hasta que la diferencia sea palpable.

Pero el punto sagrado no siempre es reconocible en el primer contacto; más bien, a menudo permanece en letargo y solamente crece cuando es estimulado. En este caso te enfrentarás a una paradoja: para encontrarlo hay que estimularlo, pero para estimularlo antes hay que encontrarlo. La única solución es continuar tocando los diferentes puntos en la línea de las doce y, con un poco de paciencia, antes o después encontrarás una zona que cambiará de consistencia bajo la presión, hinchándose. Al tantearlo podrás percibir también pequeños calambres. Ante la duda, pídele confirmación a tu compañera.

Una vez que hayas localizado el área que te interesa, sigue allí y mantén un contacto suave y afable, imaginando que pasas con tu respiración a través del dedo. El *Koka Sastra* indio llama a este juego *ardhentu*[1] o «media luna». Si tenemos presente que en la latitud de la India la luna está más «tumbada» sobre el horizonte que en nuestro cielo, obtenemos una bella imagen del dedo dentro de la vagina y curvado hacia arriba, precisamente como una media luna.

Como mujer, puedes reconocer que lo habéis encontrado por la inconfundible sensación de tener que orinar, incluso aunque hayas vaciado la vejiga poco antes. Es solo una impresión pasajera, por lo que no debes secundarla interrumpiendo el masaje para ir al baño. Muchas veces también se percibe una sensación de malestar, de quemazón, de pinchazo o de calambre. En resumen, nada placentero, pero al menos sabes que has hallado el punto justo. Aproximadamente la mitad de los hombres lo encuentra en el transcurso de unos pocos minutos –un porcentaje ligeramente inferior necesita entre dos y tres minutos, mientras que otros buscan durante más de cinco.

Como hombre, si inicialmente tocabas de manera delicada, cuando el punto G se hinche puedes aumentar gradualmente la presión durante unos cinco minutos. Después relájala de nuevo, pero no del todo, para dejar que el dedo repose un poco. Si quieres, puedes introducir otro dedo sin retirar el primero (por ejemplo, añade el dedo índice al corazón) y prepárate para ejercer una presión aún más firme. El punto G no es delicado como el clítoris y requiere mucha más presión. Para cambiar puedes también alternar el roce constante con diversos movimientos acompañados de tu respiración:

- El pistón: adelante y atrás como un pistón.
- La fluctuación: como el pistón, pero con movimientos más suaves y lentos.
- La vibración: movimientos aún más suaves, veloces, como cuando tiemblas de frío.
- La invitación: con el dedo doblado hacia ti, como en el gesto que significa «ven aquí».

Sigue al menos entre quince y veinte minutos sobre el punto G. Generalmente un movimiento constante y continuo ayuda además a relajarse, mientras que uno rítmico se percibe como más estimulante, por lo que es buena idea alternarlos. Con la mano libre acaricia de vez en cuando las piernas, los brazos y el vientre de la mujer para repartir la carga de forma que la energía liberada pueda difundirse por todo el cuerpo.

Un consejo para el hombre: si haces que los movimientos partan de la respiración, te ahorrarás bastante cansancio. Ten presente la diferencia entre un esfuerzo muscular y un movimiento hecho con la respiración. Acuérdate de cuando tienes que lidiar con un tornillo oxidado con el destornillador o cuando debes abrir un bote de mermelada envasado al vacío. Si te concentras mucho en el esfuerzo de la mano, te resulta fatigoso. No obstante, si haces el mismo movimiento acompañándolo de una espiración, el resultado es sorprendentemente fácil. Basándose en el mismo principio, el karateca parte ladrillos sin hacerse daño.

Traducido al masaje del punto G, esta armonía entre movimiento y respiración te da la capacidad de estimular a la mujer durante un largo periodo de tiempo con una fuerte presión sin aburrirte. Ella no se siente culpable al ver tu cansancio o tu malestar, y tú puedes disfrutar del espectáculo de su placer.

Si te gustan las visualizaciones, puedes imaginar que en el espiración la energía parte del codo (no del dedo) para llegar como un rayo hasta el punto G y que el aire liberado crea pulsaciones y vibraciones estimulantes para la mujer.

Muchos hombres cuentan que no resulta fácil mantenerse centrado y presente cuando se despiertan las energías sexuales en la mujer.

Cuando ella se permite dejarse llevar por las más diversas sensaciones, probablemente te lleguen oleadas de placer femenino, de sentimientos que despertarán tu curiosidad, te molestarán o te asustarán. En estos momentos, no reacciones, simplemente observa lo que sucede en tu cuerpo, mientras continúas con el masaje, permaneciendo bien centrado en tu polo masculino y en la respiración. No es necesario que comprendas o que sepas interpretar todo lo que le está ocurriendo a la mujer: simplemente secúndalo y déjate sorprender por la riqueza de emociones y sensaciones.

No esperes a la fuerza las clásicas contracciones del tramo más externo de la vagina, como sucede durante el orgasmo clitoriano. En este caso es posible que no suceda nada parecido; más bien, la abertura se puede incluso dilatar. Además *probablemente* –pero no *debe*– la mujer llegue al ápice del placer con una eyaculación. Prepara una toalla por si se da el caso.

También es posible que en ciertos momentos te pida que muevas el dedo con mayor rapidez, que te apresures a pasar a la siguiente fase o que hagas cualquier otra cosa. Sigue igualmente los tiempos marcados, no por ser quisquilloso, sino para poder descubrir el punto G.

¿Cuál es la medida del punto G? Como todas las partes del cuerpo, también esta varía de una mujer a otra. Además, sus dimensiones no dicen nada del placer femenino, de la misma forma en que la medida del pene no está relacionada con el placer masculino.

En la siguiente tabla puedes ver cómo lo sienten las mujeres interiormente.

No se trata de medidas objetivas, sino de una percepción interna absolutamente subjetiva, hasta el punto de que los hombres, al tantearlo con el dedo, lo describen como más grande, con una media de un centímetro y medio de diámetro. Durante la estimulación, además, esta zona cambia y la mayor parte de los hombres dicen que llega incluso a duplicar su tamaño.

20.a. ¿Tienes una idea de cuáles son las dimensiones de tu punto G?

Sí.. 28

No.. 30

No responde... 7

Total = 65

20.b. En caso afirmativo, ¿cuál es su diámetro en centímetros...

...en estado de reposo?

0,5 cm 6

1 cm 15

1,5 cm 2

2 cm 3

2,5 cm 4

20.c. ...en estado de excitación?

Se dobla 17

Permanece igual 8

Se hincha más.. 2

No sé 3

Como mujer, acuérdate durante la estimulación de que a menudo las sensaciones iniciales no son agradables sino que, como ya hemos dicho, puedes advertir quemazón, pinchazos o ganas de orinar. Quizás sientas la tentación de decirle a tu compañero: «Para, que me molesta». No lo hagas, porque todo eso significa que el punto está allí, que precisamente lo habéis encontrado.

En segundo lugar, el punto G no lleva inmediatamente a placeres espectaculares, sino que más bien para algunas mujeres la fase de la estimulación puede manifestarse de una manera bastante irritante. La mejor forma de afrontar esta aventura interior es abrirse a todo y aceptar las sensaciones tal y como llegan, sin distinguir entre bueno o malo. En los momentos más difíciles puede ayudarte tener el cuerpo relajado y la nuca distendida, así como liberar el malestar a través de sonidos, suspiros, gemidos y respiraciones aceleradas.

Observa lo que sucede en tu cuerpo y en tu mente para recopilar información sobre tu experiencia, sobre las muestras y tesoros que se esconden en tu pelvis. Si vives momentos de irritación o de ira, evita dirigirlos al hombre. No es culpa suya, sino todo lo contrario: él está dando lo mejor de sí mismo. Se trata de emociones almacenadas en el cuerpo que examinaremos mejor en el próximo capítulo.

Si te das cuenta de que mantienes la respiración, intenta recordar en qué momento la has bloqueado. ¿Qué estaba sucediendo? ¿Os encontrábais en una situación negativa, aterradora o vergonzosa? ¿Qué pensamientos te cruzaron la mente? Después, en la siguiente respiración, vuelve a las percepciones actuales, dejando salir los pensamientos con una oleada de energía.

Otro momento en el que muchas mujeres quieren dejarlo es cuando se dan cuenta de que no sienten nada, ni placer ni dolor, nada de nada. Entonces comienzan a decirse: «Soy insensible, soy frígida, debería sentir algo; él lleva ya media hora masajeándome y estará cansado y desilusionado; creerá que algo va mal en mí, es más, seguro que hay algo que no va bien». Si permaneces imbuida en estas preocupaciones, te perderás los momentos pacíficos, tranquilos y distendidos que, en cambio, habrías podido disfrutar.

Cuando, por el contrario, encuentres sensaciones espaciosas, en las que todo se extiende, en las que se abre una enorme libertad interior, no vayas en busca de emociones fuertes o excitantes, no mires al orgasmo que ya conoces, no esperes el clásico clímax. Continúa respirando en estos espacios interiores tan diversos y permítete cualquier novedad.

Algunos describen el punto G como la parte interior del clítoris. Obviando el aspecto anatómico, podemos decir que las experiencias de estas dos zonas sensibles no demuestran en absoluto esta tesis.

El clítoris tiene una reacción lineal: el primer roce es placenteramente excitante y los sucesivos son cada vez más excitantes hasta llegar al orgasmo.

El punto G es todo lo contrario: su reacción es oscilante, va del dolor al placer, del llanto a la risa, de no poder contenerse más a la paz más profunda; en resumen, va de un extremo al otro. A través de la estimulación de un único punto la mujer puede experimentar todo un universo de sensaciones. Además, estas no se limitan al área púbica o a la pelvis, sino que tienden a implicar a todo el cuerpo.

8.a. ¿Qué has percibido físicamente en el punto G?

Ganas de orinar	21
Puro placer, disfrute	17
Quemazón y calor	16
Sufrimiento, irritación, dolor	13
Vibraciones, calambres, burbujeo	11
Excitación, deseo estimulante	5
Sensación de expansión	4
Tensión, ira	2
Éxtasis	2
Una avalancha de energía	2
Oleadas alternas de sufrimiento y placer	2

8.d ¿Qué has percibido físicamente en otras partes del cuerpo?

Calambres, escalofríos, cosquilleos	14
Deseo de mover las manos, las piernas y la cabeza	6
Tensión en el estómago, en el vientre, náuseas	6
Sutiles vibraciones	5
Rigidez en el cuello, en la espalda, en las manos, en la garganta	5
Sensación o ganas de explotar	5
Consuelo o calor en el pecho	4
Contacto y calor difuso, a oleadas	4
Descargas eléctricas	3
Percepciones ausentes de otras partes	2
Un gran placer en la boca	1

PAOLA

Cuando mi pareja me acariciaba con un dedo en aquella zona del hueso púbico por dentro, noté inmediatamente la diferencia. Allí no sentía aquellas tensiones que antes había experimentado en otros puntos de la vagina, especialmente en las horas ocho y nueve, sino que sentía llegar el calor de forma absolutamente específica. Las sensaciones aquí eran mucho más intensas, comparadas con lo que había experimentado en las paredes vaginales, incluso rozando el dolor. Sucesivamente cambiaban y se volvían igualmente placenteras, partiendo de repetidas oleadas de placer y quemazón. El punto G se transformaba entonces en un centro explosivo del que irradiaban todas las sensaciones, mientras las ondas de placer eran cada vez mayores hasta mantenerse en un nivel constante durante mucho tiempo, para después volver a aumentar y a disminuir de nuevo.

FRANCESCA

En el punto G percibí las clásicas ganas de orinar, como todas mis amigas; después calambres casi insoportables y las manos entumecidas. Tras un periodo de éxtasis (la gran nada), aparecía un calor sexual, sentía que era mujer, advertía una sensación de locura en las piernas y que se me transportaba hasta la apertura total, con la sensación de tener una vagina muy grande y abierta. Era un orgasmo más suave que el que generalmente siento en el clítoris, pero mucho más largo, envolvente, circulando como la vibración de un violonchelo que me sonaba en el vientre. Una oleada fluía hacia las piernas, otra se dirigía hacia arriba, inundando el cuello y el rostro y haciéndome estremecer. Y otras oleadas salían después de la parte baja de la cabeza, hasta hacerla vibrar desde dentro.

SILVIA

Al punto G me llegaban calambres, escalofríos acompañados de una sensación de calor. Por desgracia la estimulación se interrumpía a menudo, porque mi compañero y yo perdíamos el contacto con el punto exacto. Sin embargo, cuando existía, percibía un gran placer en la boca y en el rostro, que palpitaban con el mismo ritmo que la vagina.

SERGIO

Tras algunos minutos de presión en el punto G sin ningún resultado, comenzaba a pensar que no lo haría nunca, estaba cansado. Después me acordé de la respiración y todo cambió: una corriente cálida me comenzó a fluir desde el brazo hacia el dedo directamente en el punto G de mi compañera. Desde aquel momento en adelante también logré sentir lo que salía de ella para llegar a mí: una oleada envolvente me sacudía y lo rodeaba todo, me nutría de sus emociones y mi cuerpo se suavizaba. Y yo le devolvía todos estos dones a través del dedo. Se creó un circuito entre nosotros, un dar y recibir de placer y de ternura.

LORETTA

Fue una tortura casi hasta el final: quemazón, pinchazos, entumecimiento en las manos, calambres que partían del punto G para llegar hasta la garganta, calor por todas partes... Cualquier tontería me irritaba y estaba enfadada con mi marido; me parecía que lo estaba haciendo a propósito para enojarme, que no iba bien. Después me removía y perdía de nuevo el punto... Solamente al final me di cuenta de que en lo más profundo de mí algo se relajaba.

SANDRA

Tocar el punto G suscitó un pequeño malestar inicial, la sensación de verme empujada hacia abajo. También hubo un pequeño batir de tambores que viajaba por la vagina por su cuenta, independientemente del ritmo de la estimulación. Después comenzaron una serie de pequeñas contracciones en el útero que pronto desembocaron en una explosión fuerte e interminable... Fue el orgasmo más bello de mi vida, y eso que ya antes me consideraba muy satisfecha sexualmente.

GIOVANNA

Mientras mi pareja me masajeaba el punto G, durante cierto tiempo, advertí solo algunos pinchazos aquí y allá, después un cosquilleo y pinchazos en los dedos de las manos y de los pies. De repente, sin embargo, comencé a sentir en la pelvis leves oleadas de energía que se propagaban hacia arriba. Entretanto, el vientre se dilataba, ganando cada vez más espacio, y un enorme calor me llenaba por dentro, mientras salía una oleada envolvente hasta la espalda. Fue muy placentero. La única pega era la garganta cerrada, tanto que movía constantemente la cabeza esperando crear una apertura, ya que seguía siendo el único punto contraído de mi cuerpo. Sin embargo, todas aquellas sensaciones estimularon en mí percepciones profundas: a veces me sentía como en otra dimensión, donde podía recibir mensajes claros sobre mi manera de afrontar las cosas, iluminaciones, momentos de absoluta conciencia.

5. La feminidad revelada

¿Por qué hablamos siempre de «revelar» y no de «encontrar» el punto G? Porque el gran desafío de este masaje no es encontrarlo. Todas las parejas, siguiendo las instrucciones con un poco de paciencia, lo hallan. Como habréis intuido, la verdadera aventura comienza en este punto: en reconocer y «soportar» la cantidad de placer, de malestar y de sentimientos de toda clase que afloran cuando se estimula. Masajearlo una vez, como acabamos de hacer, significa quitarle el primer velo. Eso no quiere decir que el punto G esté ahora totalmente liberado, sino que se ha dado el primer paso. Para seguir quitando los sucesivos velos, encontraréis indicaciones en el capítulo 5.

Como hombre, tras haber estimulado el punto G con presiones continuas y tras haberlo masajeado con pequeñas pulsaciones continuas o vibraciones durante al menos quince o veinte minutos, ahora puedes relajar la presión y ralentizar el ritmo gradualmente. Al relajar la mano, sentirás cómo el dedo vuelve al centro de la caverna y reposa sin perder contacto con la vagina. Después, poco a poco, puedes comenzar a sacarlo: hazlo lo más lentamente posible, milímetro a milímetro, tomándote al menos tres o cuatro minutos: la percepción ahora es tan precisa que cualquier pequeño roce crea oleadas reflejas por todo el cuerpo de tu compañera. Cuando finalmente llegues a la entrada, entre los labios menores, no saques inmediatamente el dedo; déjalo allí durante un minuto más.

Antes de retirarte por completo, posa un instante la mano sobre la vulva, cubriéndola con la palma, dándole así a la mujer una sensación de protección en un momento en el que se siente muy abierta. Después, pregúntale a tu compañera si prefiere quedarse sola, si quiere que la abraces o si le agrada darte la mano. Depende mucho de su estado, ya que algunas mujeres, tras una experiencia como esta, perciben una enorme expansión del cuerpo y no quieren tocar a nadie, mientras que otras sienten la necesidad de acurrucarse en brazos de su compañero.

También podría pedirte una manta o un vaso de agua: ella sabe qué necesita en ese momento delicado y precioso.

Como mujer, sigue en contacto con las sensaciones que tienes, con las emociones que experimentas, sigue fluctuando en el espacio interior que acaba de abrirse, en el silencio que se expande en tu cuerpo. Quédate con todo lo que sientes, sin usar palabras, para saborear esa recepción amplificada del mundo interior que a menudo sigue a este masaje. No importa que permanezcas en un estado presente y despierto, que tengas algunos momentos de duermevela o incluso que te duermas.

Acabad finalmente la experiencia con el mismo saludo con el que la comenzasteis y elegid, por lo tanto si queréis compartir ahora lo que habéis vivido o si preferís seguir en silencio un poco más, para hablar después.

Como mujer, ten presente que tras este masaje puede cambiar la percepción que tienes de ti misma, por lo que no te asustes si gestos normales como levantarse de la cama, caminar o subir escaleras te parecen algo distintos. Puede que tengas la impresión de caminar sobre las nubes, o de sentirte profundamente anclada a la tierra. Saborea estos cambios de percepción. Un cierto roce u otro movimiento interior podrían continuar durante horas; es posible que percibas una especie de corriente recorrer tu cuerpo, o que te sientas más sensible, casi transparente. O incluso desilusionada y con malestar. Acepta de forma consciente todas las sensaciones que adviertas.

16. ¿Cómo te sentiste después del masaje?

Bien y enriquecida, satisfecha y contenta	17
Completa, unida, profunda, satisfecha, contenta conmigo misma	16
Enfadada, desilusionada, consternada, con dudas sobre mi compañero	14
Cansada	12
Muy relajada	11
Cargada, vital, fuerte, valerosa	10
Ligera, fresca, burbujeante	9
Liberada	7
Maravillada, sorprendida, impactada, un poco ebria	6
Serena, feliz, alegre	6
Suave, receptiva, envuelta por un calor reconfortante	6
Abierta, dilatada	4
Tranquila, triste y conmovida	3
Amorosa y en armonía con mi compañero	1

GIORGIA

Me sentía como si hubiera salido de no sé dónde. No dormí la noche siguiente; notaba el cuerpo, que seguía vibrando, sobre todo en el pecho, el corazón me latía veloz, la cabeza estaba llena de pensamientos y no era capaz de frenarlos. Era la misma situación experimentada en otros momentos profundos de mi vida.

LORENZA

Me sentí muy bien, con una enorme energía que me recorría todo el cuerpo, acompañada por un intenso calor. Advertí la fortísima necesidad de permanecer dentro de mí misma. Después, por la noche y aún al día siguiente, tuve la sensación de que no estaba como siempre, sino presente de una forma diferente, más suave.

¿Y SI ERES HOMOSEXUAL O ESTÁS SOLTERA?

Si vives una relación homosexual, puedes llevar a cabo la misma experiencia que acabamos de explicar con tu compañera, sin mucha diferencia. Si, en cambio, has elegido estar soltera o no tienes pareja actualmente, ¿cómo puedes revelar sola el punto G?

Ten en cuenta que sin la ayuda de otra persona no es tan fácil localizar el punto exacto, por el simple hecho de que la palma de la mano debe estar dirigida hacia arriba. Al ejercer una fuerte presión, esta posición de la mano, transcurrido algo de tiempo, se vuelve bastante incómoda, especialmente si el punto G está localizado en lo más profundo de la vagina. Muchas mujeres no se estimulan solas únicamente por ese motivo, porque es incómodo. Además, tendrás un dilema:

por un lado, te sirve para relajarte física y emocionalmente, pero por otro lado se te pide que ejerzas una firme presión con la mano y que tengas la habilidad de moverla en un punto que nunca has visitado.

Como hemos visto ya en el capítulo anterior, ayuda encuadrar tu anatomía genital según el *Quodoushka* (ver *Tantra, el camino del éxtasis sexual*, pág. 132 ss.) para saber dónde encontrarlo, porque no siempre su profundidad es proporcional a la longitud de la vagina.

TIPO ANATÓMICO	LONGITUD DE LA VAGINA	PROFUNDIDAD DEL PUNTO G
Mujer danzante	Media	Muy profundo
Mujer loba	Media	Medianamente profundo
Mujer cierva	Larga	Poco profundo
Mujer oveja	Media	Poco profundo
Mujer búfala	Corta	Medianamente profundo

Hay algunas posiciones más cómodas para alcanzarlo bien sin grandes contorsiones:

- Tumbada de lado con muchos cojines bajo la espalda y la cabeza.
- Sentada sobre los talones, con las rodillas extendidas.
- Sentada en una silla solamente con los glúteos, mientras la vulva está libre en la parte delantera.
- A cuatro patas.

- Tumbada bocabajo, con los hombros apoyados en la cama, los glúteos en alto, arqueando la espalda y con un cojín bajo el estómago.
- Sentada en el bidet.

Si por tu anatomía no llegas con el dedo, puedes usar un falo artificial o un vibrador. Existen vibradores de diversos materiales (látex, plástico, acrílico), con la punta doblada en la zona alta para masajear el punto G. Inicialmente te aconsejamos que escojas uno suave, que estimule solamente el punto G y no toda la vagina y los labios menores, para poder distinguir mejor las sensaciones en las distintas áreas.

Ten en cuenta que tras una primera fase de caricias delicadas se requiere una presión continua y firme. No es como el suave contacto con el que te estimulas el clítoris; se necesita más decisión y cierto esfuerzo físico. Con el tiempo aprenderás a ejercer una presión fuerte armonizando la mano con la respiración, sin contraer las otras partes del cuerpo, que pueden, en cambio, relajarse.

Capítulo 3

PLACER AL LÍMITE
DE LO SOSTENIBLE

A ntes de comenzar este capítulo, te aconsejamos que realices al menos una vez el masaje que acabamos de explicarte. Si lo haces, los límites y las sombras de las que hablaremos no serán algo teórico, sino una experiencia concreta a la que te podrás unir durante la lectura.

En este capítulo nos ocuparemos de los obstáculos que a menudo encontramos antes de acceder a los placeres del punto G, que para muchas mujeres, como nos dicen las estadísticas, se trata de placeres que aún no han experimentado o son poco conocidos, placeres latentes que esperan ser despertados por el dedo o el pene del príncipe, como la bella durmiente espera su beso.

Escuchemos el relato de una mujer que ha llegado a algunos límites clásicos en esta exploración:

LUISIANA

La primera exploración de mi punto G duró alrededor de
una hora. De repente, mi compañero me tocó lo que debía
de ser el punto justo, porque tuve un estremecimiento interior. Hasta entonces había estado relajada y con los ojos
cerrados, pero de repente me sentí agitada, volví a abrir
los ojos, fue como un rayo en un cielo sereno: la cabeza
me daba vueltas, miles de pensamientos iban y venían, el
cuerpo se me había vuelto inquieto. Las piernas no que-
rían estarse quietas y no podía estar tranquila por mucho
que lo intentaba. Sentía continuos escalofríos, que nacían
del vientre y salían hacia los hombros, a lo largo de los brazos, hasta la nuca.

Mientras él continuaba con el dedo allí, percibí una especie de tubo partir desde el punto G y llegar hasta la boca.
Fue extrañísimo: tuve la sensación de que tenía que salir-
me algo enorme de la vagina y que no lograba controlarla,
que estaba dotada de voluntad propia, más abierta de lo
que podía. Después las sensaciones se volvieron más agu-
das, ¡y me habría gustado matar a mi compañero! Experimenté un sentimiento increíble de ira, quizás incluso lo
odié durante un instante. No sé por qué, comencé a tener
contracciones en la pierna izquierda, y me pareció que él
no tenía el dedo dentro, sino que estaba entrando en mí
entero, con todo el cuerpo, lo sentía realmente, intentaba
moverse, recorría todo aquel tubo... estaba dentro de mí.

Fue bonito, pero también aterrador. Parecía que ni siquiera me encontraba ya en la cama: había perdido la orientación, cualquier referencia de personas o de lugares. De
hecho, cuando sentí toda aquella ira-fuerza, me asusté

incluso de mí misma y me pregunté: «¿Cómo puedo tener todo esto en mi interior?». Temí además enloquecer, por lo que hice sacar el dedo a mi compañero; no quise seguir más. Él fue muy paciente, y me abrazó; yo, en cambio, le habría escupido en la cara y me esforcé por contenerme.

En las siguientes horas permanecí en un estado de confusión absurdo; era como haber perdido la memoria.

Sin embargo, al día siguiente pensé: «Menudo pecado esforzarse tanto y después dejarlo a un solo paso de la meta». ¡Quise volver a intentarlo! Fue como escalar una montaña llena de plantas carnívoras y después regresar a casa sin alcanzar la cima. ¡Quería llegar y ver el paisaje!

Esta joven, que no tuvo valor para llegar hasta el final, no es especialmente problemática ni tiene conflictos con su propia sexualidad. Más bien, los límites descritos son bastante frecuentes en quien vive por primera vez una larga estimulación del punto G.

Por nuestras observaciones y por los datos recogidos, sabemos que muchas mujeres se encuentran con toda una serie de malestares.

11. ¿Qué sensaciones eran desagradables?

Quemazón y ganas de orinar	15
Contracción, presión, tensión	15
Excesiva electricidad, dolor, pinchazos	12
Malestar, impaciencia, nerviosismo, fastidio	8
Vibraciones fuertes, pulsaciones	3
Miedo, violencia, agitación	3

Como vemos, abandonarse al placer no es una relajación agradable, sino un abrirse a lo que se es. Quien está acostumbrada a ver el sexo como el botón del placer garantizado, se desilusionará. Mejor continuar con el clítoris, que quizás no es lo máximo, pero funciona (casi) siempre. En el punto G el proceso avanza, en cambio, entre opuestos, nos hace atravesar un vasto reino interior, donde placer y sufrimiento a menudo se hallan muy cerca. Como en la *Divina comedia*, el viaje hacia el paraíso pasa a través del infierno y el purgatorio.

Es cierto, la experiencia no es problemática en todos los casos: depende de la experiencia interior y de toda una serie de condicionamientos colectivos de la sexualidad femenina que ahora examinaremos en detalle.

LA MENTE SE VUELVE LOCA

La estimulación del punto G durante un tiempo prolongado (no durante varios minutos) es una experiencia tan intensa que la mente a menudo se vuelve loca. Algunas mujeres necesitan uno o dos días para asimilar esta carga emocional. Antes o después, durante este masaje, la mayoría encuentra dificultades, ya que tiene que afrontar miedo, vergüenza o un encendido diálogo interior entre varias voces que las coartan.

CLARA

Estaba frustrada por no lograr que mi pareja me estimulara de una forma precisa, ansiosa por intentar ayudarlo a encontrar el punto G. Oía los sonidos de las otras mujeres y estaba molesta; no podía compararme con ellas: algunas disfrutaban (y dejaban que se escuchara); yo, en cambio, estaba rígida como un bacalao. Sentía mucho malestar y vergüenza por esa nueva experiencia. Lo más difícil fue superar el deseo de parar inmediatamente, en cuanto me encontré con mi primera sensación de dolor.

12.a. ¿Hubo dificultades?

Sí... 50

No.. 15

Total = 65

12.b. ¿Temores y miedo? ¿Cuáles?

Miedo al dolor o al malestar................................. 13

Miedo a perder el control, a hundirme 10

Demasiado placer, demasiadas sensaciones,
demasiada intensidad 6

Preocupación por el bienestar de mi pareja,
malestar por él.. 6

Temor a no sentir nada 4

Miedo a orinarme 3

Miedo a explotar de ira 2

Miedo a que el dedo no entre 1

12.c. ¿Vergüenza? ¿De qué?

De que me vieran así, con las piernas abiertas ... 15

De humores y olores, de la menstruación 3

De mostrarme demasiado abierta, como una
prostituta 3

12.d. ¿Voces que coartan? ¿Cuáles?

No lo lograré. No me lo merezco. ¿Soy
insensible? 12

A la luz de las estadísticas y del testimonio de Clara, es mucho más comprensible por qué muchas mujeres no encuentran el punto G. Incluso entre las que localizaron con exactitud aquel punto rugoso y tuvieron la percepción inicial de quemazón y de pinchazos eléctricos, algunas no siguieron adelante, desanimadas ante la primera dificultad. Rompieron el cofre oxidado que ocultaba el tesoro, pero les desilusionó. Sin embargo, confundieron el cofre con el tesoro, el óxido exterior con las gemas del interior. O quizás pretendían encontrar un cofre pulido y luminoso sin tener en cuenta que había estado durante tanto tiempo bajo tierra. Una actitud ingenua muy extendida.

¿Cómo se explican estas dificultades? ¿Por qué el hecho de experimentar una capa interior de la sexualidad se convierte para muchas mujeres en un camino tan desagradable?

Es necesario comprender que cuando tocas el punto G no tiene lugar solamente un estímulo fisiológico. Se toca lo más profundo de la psique, el centro de la feminidad. El punto G es la forma más erótica de acceder al reino del inconsciente. Si hicieseis psicoterapia o si practicaseis la meditación, encontraríais los mismos temas, las mismas experiencias. Las que, posiblemente de una forma más leve, también nos encontramos en otras situaciones de nuestra vida.

Muchas mujeres reaccionan a este encuentro interior como si estuvieran sufriendo un ataque externo del que se deben defender, mientras que la cuestión es totalmente interior. Ahora, puedes ver tus problemas como una emanación de tus esquemas mentales y emocionales, o ver tus esquemas como una representación interna de tus problemas, hechos estos que solamente son dos caras de la misma moneda, la moneda de tu vida. Quizás las cuestión es precisamente esta: te esperabas un placer fácil, y te has encontrado con que debes afrontar los temas más profundos de tu existencia. Pero si la próxima vez que estimules el punto G lo haces desde esta perspectiva, las cosas cambiarán igualmente: se convertirá en la exploración no tanto de un punto erógeno, sino más bien de los estratos interiores de ti misma.

Para muchas mujeres el sexo en su forma pura es aterrador. Apenas salen del binario conocido del sexo tranquilo, del método habitual, de la pareja estable, comienza el miedo, en sus diferentes facetas. Veamos algunas de las más frecuentes. Miedos irracionales, pero reales, ya que existen en nuestra mente y determinan nuestras elecciones:

- Si libero realmente mi energía sexual, el sexo me turbará, ya no tendré mi vida bajo control, no lograré tener nunca más un pensamiento lógico, ni trabajar, ni ocuparme de las tareas de la casa...

- Si libero mi sexualidad, se desencadenará una fuerza en mí, un volcán que ya no lograré controlar, y me haré daño a mí misma o a las personas a las que quiero.
- Con una sexualidad liberada arruinaré el equilibrio de mi relación de pareja.
- Si me libero sexualmente, me volveré una desvergonzada.
- Una sexualidad liberada me llevaría a hacerlo con todos, no solamente con mi marido.
- Al liberar mi sexualidad deberé practicar sexo más a menudo; me volveré demasiado exigente con mi compañero.
- Si me libero sexualmente, los hombres lo notarán y los atraeré como la miel a las moscas, no lograré librarme nunca de ellos.
- Y si tú, querida lectora, te liberaras sexualmente... ¿qué otros miedos te acudirían a la cabeza?

Todos estos miedos, incluso si se intenta tenerlos a raya, determinan, por lo tanto, la vida: las fantasías, los sueños, los momentos de crisis de la pareja, los litigios, las grandes decisiones... Incluso si intento evitarlos, parece que una parte inconsciente de mí está tirando, y luego huyo de ellos, pero me siguen, como una sombra.

Incluso si el miedo se asocia a menudo al sexo, no es una parte intrínseca ni esencial, sino que más bien se configura como su antítesis, como su sombra. En el fondo, temer al sexo es señal de que aún se está poco afianzado en el primer chakra, el centro sexual. Esta confusión se aclara solamente en el momento en el que se comienza a distinguir entre el deseo sexual como impulso primario y el miedo al sexo como una reacción secundaria. Entonces se percibe que la sexualidad en sí es una energía calmante, un feliz regalo a nuestra existencia como mujeres, que solo se ha visto cubierto momentáneamente por una capa de temores.

En lo referente a las ansiedades y los miedos que salen a relucir durante el masaje del punto G, como las algas en una charca estancada, en el momento en el que los vea como lo que son, es decir, temores asociados con mi sexualidad, pero que a menudo no he experimentado nunca realmente, su poder se desvanece. La mayor parte de ellos son, de hecho, hipótesis: ¿qué mujer ha descuidado alguna vez a su familia por estar sexualmente satisfecha?

Esto significa que debemos no tanto minimizarlos o desdramatizarlos, sino tomárnoslos en serio como lo que son: temores. No son verdaderos, sino que se trata de sombras; por lo tanto, hay que ubicarlos en el lugar exacto de nuestro reino interior y concentrarnos de nuevo en las experiencias efectivas, en lugar de en fantasmas. En el masaje del punto G esta comprensión se traduce en: observo todos los miedos que emergen, los percibo sin seguirlos, continúo centrada en mi placer, en las percepciones reales y tangibles de mi pelvis y en mi cuerpo.

Otra sombra que surge cuando nos dedicamos a un placer profundo y prolongado es el hecho de disolver las certezas. La experiencia nueva y envolvente que nos hace salir de las convicciones que construimos hace tiempo nos catapulta fuera del castillo del yo, cuyos muros están compuestos por millares de piedras comparables con pensamientos sobre aquello que somos, sobre lo que hacemos bien y lo que hacemos mal, sobre lo que es la sexualidad, el placer, etc.

En su forma limitadora, a menudo estas creencias se manifiestan como autocríticas, asumiendo una composición que se alimenta a sí misma en círculos viciosos, como una caja demasiado pequeña para el placer que golpea sus paredes.

Quien a menudo es crítica consigo misma durante este masaje encuentra miles de ocasiones para serlo aún más, independientemente de aquello que siente.

- Si siente dolor, se dirá: «Lo sabía, estoy demasiado bloqueada; mientras las demás mujeres disfrutan, yo sufro, así que basta. En el sexo soy un desastre; incluso con los orgasmos tengo dificultades. Quizás sería mejor darse por vencida...».

- Si siente placer, se dirá: «Las otras mujeres también experimentan sensaciones desagradables y emociones como ira y tristeza; ellas sí que se están liberando de sus fantasmas. ¿Habré hecho algo mal? Seguramente no he profundizado lo suficiente. Lo sé, soy una superficial, que no quiere excavar en su interior, que se contenta con cualquier pequeño placer efímero...».

- Si ve luces, se dirá: «Bah, estoy teniendo alucinaciones; todo esto es absurdo, debería dejarme llevar menos por la fantasía, tener los pies más en el suelo, mirar a lo concreto...».

- Si no ve luces, dirá: «He oído que aparecen luces y que se tienen visiones. ¿Por qué a mí no me sucede nada de eso? Quizás tengo la mente cerrada, no soy lo bastante espiritual...».

■ Si está placenteramente relajada pero sin grandes sucesos, se dirá: «Uf, las demás experimentan emociones intensas, se sumergen en sus conflictos interiores, ven luces, disfrutan como locas y yo no siento nada. Soy tan frígida en el sexo como en los sentimientos».

Estos ejemplos pueden parecer exagerados, pero no lo son. Cada vez que en un curso de tantra hacemos este masaje, hay invariablemente cierto porcentaje de mujeres que tiene estos pensamientos y que se repite estas frases.

A menudo las autocríticas ocultan una comparación con «las otras», aunque estas «otras» no estén bien definidas, ya que a su vez son mujeres que hacen «lo que hacen todas», lo que se considera «normal». Si te guías por lo «normal», tienes la gran ventaja de sentirte parte de un grupo, de una gran familia, de una tribu, pero la desventaja de ser como todas las demás mujeres: confundible. Es como seguir la moda. Las modas sexuales tienen ciclos más largos que las de la ropa, pero siguen los mismos principios. Todas se preguntan: «¿Qué se lleva esta temporada?», y van a las tiendas a encontrarlo. Se preguntan: «¿Qué orgasmo se experimenta durante este periodo?», y luego hacen todo lo posible para tenerlo. Quizás lo encontramos reconfortante, pero el precio que hay que pagar es sentirse siempre algo insatisfecha, tener la sensación de que falta algo. Y este algo también es difícil de definir.

En la época de nuestras abuelas, la masturbación no solo se consideraba un pecado, sino que «te dejaba ciego y debilitaba la mente». Las mujeres evitaban, por lo tanto, masturbarse, o cuando ya no podían más, lo hacían a escondidas, con enorme vergüenza y miedo. Hasta 1980, el orgasmo vaginal estaba considerado como verdadero y maduro, por lo que las mujeres que no lo tenían, lo fingían. En los años ochenta, sin embargo, el clítoris pasó a ocupar la primera posición y todas se dirigieron hacia el orgasmo externo, y quien no practicaba sexo a menudo y con diferentes parejas era considerado casi un caso clínico. En los años noventa de nuevo la orientación general volvió hacia la pareja, hacia la relación, y el sexo se subordinó casi a la intimidad.

Resulta evidente, por lo tanto, que en cada época te puedes adaptar a cierta moda, desarrollar determinada capacidad sexual solapando a otra. De esta forma, el placer siempre sigue siendo parcial, ya que le falta la plenitud de un gran «sí».

Con el punto G no queremos inventar otra moda, sino añadir una pieza que a menudo se pasa por alto. No decimos que abandones el clítoris para estimular de ahora en adelante solo el punto G, sino que pruebes ambas cosas.

Para tu crecimiento personal no es importante que estés fuera o dentro de la norma; lo único que cuenta es que seas consciente de lo que eres. Si una convicción tuya limita el placer, no tiene importancia si se trata de una creencia individual o colectiva, si procede de tu biografía personal o si pertenece a la corriente de pensamiento de moda en el momento.

Todas las voces interiores, personales y colectivas, durante el masaje del punto G salen a relucir y resuenan en tu cabeza como si usaran un megáfono. Junto a ellas, la imagen de sí (lo que soy o no soy, lo que forma parte de mí o lo que no me pertenece) se arraiga en una misma. ¿Por qué? Porque el placer del punto G es el peor enemigo de todas las tensiones mentales. Estas olas vibrantes de placer tienden a liberar las ideas fijas, como un río que barre los bancos de arena a lo largo de su curso. Entonces las convicciones fosilizadas se defienden del flujo de placer cerrándose en su fortaleza de certezas y aferrándose a sus pequeñas verdades. Y el auténtico problema de todo diálogo interior no son las convicciones en sí, sino creer que son ciertas y actuar en consecuencia.

Imagina un tren que sale de Roma y que va hacia el norte. La dirección está clara, la vía bien alineada, el convoy prosigue sin contratiempos... hasta Bolonia, donde se encuentra con un cruce que lo llevará a la izquierda o a la derecha, a Milán o a Udine. Un pequeño tramo de vía (con relación a todo el trayecto) influye en la llegada de nuestro tren, y la diferencia no es poca. En los viajes interiores encontramos los mismos cruces: pensamientos que determinan el resultado final, independientemente de los kilómetros que hayamos recorrido hasta allí.

Durante el masaje del punto G una mujer, por ejemplo, podría llegar a este razonamiento: «Este cosquilleo por todas partes, estas oleadas... ¡Uf, qué fastidio! ¡Es demasiado! ¡Ya no lo soporto más! Basta, le diré a mi pareja que pare».

Parece un discurso con sentido. En un esquema de pensamiento rígido todo parece lógico y lineal; por eso, la mujer interrumpirá la estimulación pensando que ha hecho lo mejor. Pero intentemos reflexionar ahora sobre cada pensamiento de este razonamiento como un trozo de vía dentro de su viaje interior:

- Este cosquilleo por todas partes, estas oleadas...
- ¡Uf, qué fastidio! ¡Es demasiado!

- ¡Ya no lo soporto más!
- Basta, le diré a mi pareja que pare.

Si miramos más allá de la aparente sensatez, veremos que entre estos cuatro pensamientos faltan piezas, faltan nexos. Estos, precisamente, son los cruces en la línea ferroviaria del razonamiento: pequeños tramos entre un pensamiento y otro, que interrumpen el viaje.

El primer cruce está entre «Este cosquilleo por todas partes, estas oleadas...» y el cercano: «¡Uf, qué fastidio!». Cosquilleo y oleadas son sensaciones corporales neutras, sin connotaciones positivas o negativas. Pero quizás para la mujer eran nuevas y desconcertantes, por lo tanto las ha etiquetado como «malestar». De ahora en adelante ya no podrá percibir algunas sensaciones de forma inocente, por lo que son, ya no tendrá la misma percepción corpórea en ella, sino que lo vivirá todo como un malestar y, por consiguiente, el viaje se volverá más dificultoso.

El secundo cruce se halla entre el segundo y el tercer pensamiento: probablemente la mujer haya comparado las sensaciones del presente con las que ya conocía, y como nunca las había sentido en esta medida, ha juzgado como «correcto» el nivel conocido y como «demasiado» las sensaciones nuevas. Con esta predisposición, estas últimas se vuelven insoportables y el viaje se torna aún más arduo.

Entre el tercer y el cuarto pensamiento hay otro tramo invisible, un pensamiento que hace que el tren vaya a donde va. Si una sensación es demasiado intensa respecto a lo que la mujer está acostumbrada a experimentar, se abre un cruce que ofrece varias elecciones: modificar la sensación, cambiar los hábitos, sentir si, a la larga, el «demasiado» inicial se atenúa... La mujer de nuestro ejemplo, en cambio, ve solamente una única elección: da por descontado que tiene que detener el viaje.

Considerando la gran cantidad de elecciones potenciales inherentes a cada cruce, el viaje, incluso partiendo de las mismas sensaciones, podría acabar en las direcciones más dispares, por ejemplo:

- ¡Este cosquilleo por todas partes, estas oleadas...!
- ¡Sensaciones totalmente nuevas! ¡Qué sorpresa!
- ¡Son muchas, pero veamos a dónde me llevan!
- ¡Ah, sigue, sigue! ¡Más, más!

El punto de partida es el mismo, las sensaciones son las mismas, pero revisando los conceptos que relacionan un pensamiento con el otro, nuestra mujer tiene más conexiones a su disposición. Ya en el primer cruce toma una nueva dirección, realiza un recorrido completamente distinto y, por lo tanto, llega a un destino muy alejado del anterior. No necesariamente mejor, pero en realidad muy diferente al primero.

¿Qué podemos hacer para volvernos más conscientes de los cruces en las distintas vías mentales, a fin de comprender nuestro esquema habitual para conectar los pensamientos y, finalmente, para salir de esta rutina automática, de las convicciones personales y colectivas que entorpecen el placer? Hay varios métodos, pero tienen un denominador común:

- *Redimensionar los pensamientos* a aquello que son: ¡opiniones, no verdades!

- *Volverse cada vez más consciente* de los pequeños víncu-
  los del razonamiento que crean los cruces entre una
  vía y la otra.

- *Retomar el hilo de las sensaciones corporales* y de las percepciones originales sin filtrarlas a través de conceptos y etiquetas.

Las indicaciones que siguen son útiles para la exploración del punto G, pero las puedes usar también para vivir in-
finitamente mejor tu sexualidad, para hacer que tu relación
afectiva sea más sólida y consciente o para meditar. Especialmente ayuda a este proceso:

- *Expresar y plasmar en palabras las experiencias,* tanto los
  pensamientos como las sensaciones físicas o las emociones. El hecho de darles un nombre me permite
  distinguirlas, tenerlas más claras, comprender cuáles
  son una sensación original que procede del contacto
  (en este caso de la presión del dedo) y cuáles son ca-
  denas de pensamientos secundarios que siguen a la
  primera percepción. ¿Qué experimentas inmediatamente y qué se añade después? Si tienes un diario,
  poner por escrito, tras el masaje, todo el diálogo interior es una óptima ocasión para hacer estas distinciones.

- *Verbalizar cualquier cosa que te pase por la cabeza,* hablar a continuación, observando el caudal de palabras que salen de tu boca. No te aferres a un único
  pensamiento, repitiéndolo cientos de veces en tu cabeza; déjalo salir con las palabras que pronuncias sin

darle mucha importancia. Por ejemplo, puedes decir: «¡Quiero parar!», considerándolo un pensamiento más entre muchos otros, pero continuar con la estimulación. O bien pronunciar: «No, no, no...» con la boca, pero, entretanto, proseguir con tu viaje interior con un: «Sí, sí, sí...» en tu interior. En resumen, dales expresión a las dos partes que combaten en tu interior, al no y al sí al mismo tiempo. Inicialmente, puede ser difícil encontrar las palabras, pero con un poco de ejercicio y paciencia hacia ti misma comenzarás a refinar tu lenguaje, a descubrir los términos que más se aproximan a tu experiencia, hasta que sea cada vez más fácil expresar tu verdad.

- *Dejar salir de la garganta sonidos en lugar de palabras,* ya que liberan tu cabeza y te llevan inmediatamente a la parte más antigua del cerebro, más cercana al placer sexual que la que gestiona el pensamiento lógico. Evita las reflexiones sobre pensamientos, que para el placer son a menudo más intrusivos que útiles. El sonido, en cambio, nace del cuerpo, de la parte animal, refleja fielmente el sentimiento experimentado, sin filtros o distorsiones mentales.

¿Qué es, en cambio, lo que hay que evitar durante el masaje, qué te aleja de la verdad de la percepción inmediata, de la comprensión, del placer?

- *Evita entrar en largas reflexiones o diálogos con tu compañero.* ¡Dejadlos para después! Te distraerán de las sensaciones, dirigiendo la atención hacia la cabeza en lugar de hacia la vagina. Continúa con la exploración corporal: a menudo el cuerpo comprende los acontecimientos por sí mismo, mientras que la mente sigue buscando aún la respuesta adecuada.

- *Evita racionalizar todas las experiencias,* todos los sentimientos nuevos, hacer que todo encuentro se convierta en una terapia. Déjate llevar por aquellos fenómenos interiores que van más allá de la lógica lineal, más allá de la percepción sensorial, más allá de lo que se puede sentir, ver o tocar, más allá de lo conocido.

- *Ten cuidado con los razonamientos «normalizadores».* En otras palabras, al observar los pensamientos mantente en guardia hacia aquellos que, cuando se experimenta un placer corporal definido, tienden a ajustarlo según las creencias preexistentes. Sé fiel a la memoria de la sensación física: es la más veraz, incluso cuando no parece inmediatamente comprensible.

A menudo las mujeres afirman que al verbalizar cualquier percepción es difícil permanecer dentro del flujo y describir lo vivido con palabras. En parte, esto se debe a la carencia léxica de las lenguas europeas modernas (comparado, por ejemplo, al sánscrito o al pali) a la hora de nombrar con precisión los fenómenos interiores como estados de ánimo, movimientos sutiles de la mente o grados de conciencia. Por eso no te obsesiones con la búsqueda de la expresión «justa», que podría llevarte a no hablar más, sino más bien mantente en la inmediatez y usa las palabras que más se acerquen al impulso original, a menudo a expensas de la belleza del lenguaje. Cuando en un momento dado te das cuenta de que percibes dos (o más) sensaciones o sentimientos opuestos, no es necesario escoger uno: puedes expresar ambos. La presencia contemporánea de sensaciones diversas, de sentimientos opuestos, la alternancia entre el uno y el otro es un fenómeno típico de la estimulación del punto G.

SENTIMIENTOS EN LA SOMBRA

Tocar el punto G con el dedo o con el pene nos conduce directamente al centro sexual, o como es llamado por el Yoga y por el Tantra, al primer chakra. En este centro energético exploramos el placer puro, el sexo puro. Es el terreno del erotismo que, sobre todo para las mujeres, se considera en general algo sucio y carente de amor. Y, si casualmente se experimenta, hay que esconderlo. Hablamos del sexo carnal, destinado al disfrute de uno mismo, sin relación, sin implicación y sin sentimientos. En resumen: el sexo por el sexo, las puras ganas de ser penetrada, de ser «tomada».

El primer chakra es también la sede energética, además del sexo, del cuerpo físico y de la confianza en la existencia. Descubrirlo y vivirlo te da una gran fuerza, una potencia que durante los siglos de represión sexual de la mujer se perdió. Reapropiarse de esta fuerza interior te da una energía increíble, que circula sin descanso por tu cuerpo y forma la base para tener confianza en uno mismo, en el propio ser. Quien tiene acceso a esta confianza no debe hacer nada para mantenerla, ya que simplemente existe, con independencia de aquello que hace o que piensa. Es un espacio interior en el que realmente se puede descansar, estar en paz, con la percepción corporal de una estabilidad silenciosa que ninguno puede perturbar, donde el yo se expande y donde la

meditación se convierte en un estado natural: la mera conciencia de existir.

Descubrir el mero placer que se expande por el cuerpo no es un proceso fácil, liso o lineal. Antes o después se
encuentra uno con la llamada coraza emocional, con aquel
conjunto de tensiones crónicas (y conjunto efectivo de tensiones musculares) que con el paso de los años ya no nos
parecen una distracción del placer, sino que se convierten
en nuestra condición normal. Se transforman, de hecho, en
hábitos e, incluso siendo tensiones, ya no duelen. Más bien
nos hacen daño cuando comenzamos a disolverlas, cuando
el primer hilo de placer empieza a abrirse paso nuevamente
a través de la coraza, como sucede durante el masaje descrito. Hemos visto mujeres con una vida sexual satisfactoria
que después de dos horas con el dedo dentro de la vagina se
ponen a gritar y a gemir. No tienen, como se podría pensar,
un compañero especialmente maleducado e insensible; más
bien se las toca con delicadeza y empatía. Ser estimulada en
el punto G durante mucho tiempo rompe, sin embargo, todas las barreras, llega hasta el inconsciente, y el cuerpo, al
no estar acostumbrado a tanto placer, reacciona en consecuencia.

En este punto debemos distinguir entre dolor físico y
dolor energético: el primero es el sufrimiento que deriva de
una presión demasiado fuerte, demasiado veloz, etc. El segundo es una reacción defensiva ante la intensidad del placer que la mujer recibe.

Durante este masaje la energía sexual se libera y aumenta gradualmente. Una vez superado el nivel máximo al
que estamos acostumbrados, incluso percibiendo el placer,

nos estresamos, no nos sentimos seguros, nos irritamos, perdemos nuestro centro y nuestra presencia. El cuerpo se siente hinchado de energía, colmado de placer, no logra contener esa carga. Las reacciones típicas en este momento son:

- Llegar al orgasmo ordinario, bien conocido, para descargar la enorme tensión.
- Deslizarse en las caricias, en los mimos, en los cariños, para evitar el sexo puro, demasiado placentero.
- Volverse impaciente, nerviosa, y pretender que todo acabe inmediatamente.
- Proyectar dramas y películas interiores para intentar desfogar la energía a través de emociones más conocidas o menos preocupantes.
- Buscar refugio en los pensamientos, como ya hemos visto antes, para liberar la energía corporal.

Como un río desbordado lleva consigo restos y los deposita en las orillas, así es como la energía sexual que ha desbordado los bancos de la rutina hace emerger las heridas de la sexualidad femenina sufridas durante la vida, por ejemplo:

- Un aborto traumático.
- Un parto difícil.
- Molestias sexuales y violaciones.
- Placer estimulado y orgasmos fingidos.
- El arrepentimiento por no haberse dejado llevar jamás.
- Una fuerza furiosa y primordial considerada tabú por la sociedad.

Para muchas de estas heridas y traumas, la estimulación del punto G puede convertirse en un auténtico refugio, en un momento en el que la mujer puede sacar a la luz de la conciencia el suceso traumático reprimido y encontrar la solución. Durante la experiencia del masaje se pueden revivir en un contexto seguro las diferentes emociones relacionadas con el trauma, llorar por ellas sin caer en la autocompasión, completar un cuadro inconexo, comprender lo sucedido como director en lugar de hacerlo como víctima y modificar los recuerdos almacenados en el cuerpo a través de la presencia benévola de la pareja, con una orientación hacia el placer.

Esto no solo afecta a quien ha sufrido un trauma particular, sino a gran parte de las mujeres (casi el 80%), incluidas aquellas que viven una sexualidad feliz, que a menudo experimentan orgasmos y que mantienen una buena relación con su propio cuerpo.

13.a. ¿Has experimentado sentimientos, emociones?

Sí	51
No	14
	Total = 65

13.b. Si la respuesta es afirmativa, ¿cuáles?

Amor por el cuerpo, compasión, ternura, emoción y gratitud	20
Tristeza, llanto profundo	15
Desesperación, vulnerabilidad, sentirse sin vía de escape	14
Ira	13
Felicidad, alegría, liberación	10
Miedo	7

Gaia

Al escuchar a las demás mujeres llorar, he percibido durante un rato cuánto dolor contenía también dentro de mí, un dolor que me resonaba en el pecho y me bloqueaba la respiración. En algunos momentos, para defenderme, la tomé también con mi marido, como si fuera una verdadera molestia. Le agradezco que me haya permitido sentirme también así.

Sabrina

Experimenté una enorme paz desde el principio hasta el fin.

Romina

En cierto momento, durante el masaje, rompí a llorar, y comprendí que mis emociones bloqueaban el placer, contrayendo el cuerpo. Para ser más precisos, no era la propia emoción del llanto la que me creaba el bloqueo, sino mi forma vergonzosa de vivirla. Siempre me he considerado una mujer fuerte, que logra soportar estoicamente las dificultades, pero ayer la permanencia prolongada dentro de mi vagina me produjo una crisis que, aunque intenté sofocar, al final acabó por relajarme por completo. Ahora estoy contenta de haberme dejado ir. Hacía años que no lloraba.

DEBORA

Tuve sensaciones extrañas según cómo mi pareja movía el dedo en mi vagina. Cada vez que lo hacía, rápidamente o con ligereza, cambiaban mis sentimientos, y esto me hizo reflexionar. Tras un bienestar inicial pasé de la alegría a la tristeza y a un sentimiento de completa desesperación. Sin embargo, la experiencia era tolerable y pronto comencé a jugar con la respiración, a modificarla, a ampliarla y a observar cómo mis sentimientos cambiaban según la forma en la que respiraba.

El punto G, a su modo, es realmente mágico: unas veces nos puede llevar al sexo puro sin sentimiento alguno, y otras conducirnos hacia un mar de emociones multicolores. Por ejemplo, puede hacer aflorar una leve tristeza, pero también que fluyeran las lágrimas, como un río desbordado. Cuando sentimos alegría, liberación, ternura o ira, no es importante qué sentimiento experimentamos, sino que el bloqueo emocional se deshaga. Lo que cuenta en estos momentos es entrar por completo, acoger también las emociones más sutiles y difusas, darles la posibilidad de expresarse, hacerlas llegar a su ápice y dejar luego que se desvanezcan de nuevo.

A menudo nos parece que las emociones surgen de la nada, porque no conocemos la capacidad de nuestro cuerpo para memorizarlas en sus propios tejidos, y solamente después de haberlas vivido intensamente nos percatamos de ellas, cuando nos dejan un sentimiento de liberación, de ligereza energética, porque el cuerpo se ha deshecho de otra carga.

Muchos sentimientos son imprevisibles. Esto no quiere decir que si durante el primer masaje se experimentan felicidad y alegría, eso se vaya a repetir también la segunda vez; más bien se podría caer en un mar de tristeza. E incluso en la misma sesión, como sucede a menudo, una mujer podría vivir tres o cuatro de los sentimientos anteriormente enumerados u otros que solo ella conoce. Podría experimentar tranquilidad, liberación, confianza, ternura, pero también emociones que a menudo nadie va a buscar, como ira, desesperación o miedo.

Además, cuando esos sentimientos sobrevienen todos juntos, su ritmo ya no es el fluir de una emoción en la otra, sino que se convierte en un *crescendo* continuo que desemboca en un verdadero caos emocional, un cóctel de miedo y placer. Se trata de una experiencia que nos deja algo inseguros, porque ya no se trata de una emoción particular a la que podamos aferrarnos para decir: «Soy feliz», o «Estoy enfadada», pero con un poco de curiosidad seremos capaces de cabalgar sobre estas olas tumultuosas para vivir, incluso en lo incontrolable, la liberación. En el cambio continuo podemos encontrar siempre un helado de sabor delicioso.

¿Qué te puede ayudar en este viaje en el panorama sentimental? ¿Qué brújula te puede guiar a través de la alternancia de los diferentes estados de ánimo?

- *Vive cada emoción tal y como aflora en tu cuerpo,* como es realmente, sin maximizarla ni minimizarla, sin pensar: «Oh, esta es importante, me tengo que concentrar más» o «Esta solo es marginal, no me quiero estancar».
- *No relaciones los sentimientos con lo que hace el hombre.* Puede suceder que él te acaricie amorosamente y a ti te den ganas de llorar o te enfades, como también

podría suceder que te toque con fuertes presiones y tú te relajes felizmente y sin problemas.

- *No te sorprendas si durante un largo periodo no sientes nada,* ni placer ni dolor, nada de nada, un total desierto emocional, sin ninguna huella en el horizonte. Permítete estos momentos, incluso si no son exaltantes, especialmente si eres una persona siempre a la búsqueda de emociones fuertes.

- *Si sientes la necesidad, excítate.* Algunas mujeres, de hecho, no encuentran placentera la estimulación del punto G hasta que están un poco excitadas. En ese caso, pídele a tu compañero que te acaricie de forma erótica durante un breve periodo de tiempo antes de tocarte en el punto G.

- *No te estanques.* Cuando te halles en momentos extremadamente placenteros, acuérdate de que también estos pasarán; por eso no intentes retenerlos o encerrarlos solo porque son tus sentimientos favoritos. Resultaría una pérdida improvisada, con un sufrimiento posterior aún mayor.

- *Ábrete de nuevo.* Cuando, después de un sentimiento bien definido y conocido, emerja un estado más difuso, al que no te puedes aferrar, o menos conocido, permítete seguirlo también con plena conciencia.

Como hombre, mientras tu compañera está realizando su viaje a través de diferentes paisajes sentimentales únicos, tan intensos y extremos que a menudo te dejan con la boca abierta, o incluso te llegan a asustar o preocupar, ¿qué puedes hacer para ser un buen acompañante?:

- *Estate presente físicamente, pero* usa palabras solo cuando sea necesario. Sirven menos de lo que piensas. No la consueles, no hagas de terapeuta y, sobre todo, no te tomes sus emociones como si estuvieran dirigidas personalmente a ti.

- *¡Céntrate en tu respiración!* Acompañar a una mujer a estos territorios interiores es una ocasión para aprender a meditar, a ser imparcial, a observar sin posicionarse.

- *No te sientas culpable si ves que la mujer llora o está mal.* Sus sentimientos no tienen nada que ver contigo, no has hecho nada mal. Tanta emoción por su parte es normal, incluso puede ser un regalo insólito de la mujer admitir sensaciones extremas en tu presencia. Tómala, respírala, déjate inundar por sus emociones sin perder el contacto con tu polo masculino ni tampoco con la continuidad del masaje que le estás dando. A muchos hombres en estos momentos les asaltan algunas dudas y se preguntan si están haciéndolo bien. Si, lo están haciendo bien, y el hecho de que la mujer experimente diferentes emociones es precisamente la prueba.

- *Ten en consideración la idea de experimentar el equivalente masculino.* Si como hombre te sorprendes de todas estas reacciones y piensas que se deben a una actitud típicamente femenina, motivada por el miedo al sexo y por la dificultad para abrirse al primer chakra, te aconsejamos hacer el masaje en el punto P, tal y como se describe en *Tantra, el camino del éxtasis sexual*. Al vivir en primera persona fenómenos parecidos, te resultará más fácil comprender qué significa abrirse al aspecto receptivo del sexo. Quizás descubras una dimensión erótica que jamás habrías soñado. El masaje en el punto P es también una forma óptima de sumergirse en la propia feminidad, en la propia mujer interior, con la piel y con el alma, y conocer así aquel mar de sensaciones y emociones confusas que pueden inundar todo el ser de tu compañera.

A menudo este masaje saca a relucir esos temas entre hombres y mujeres que se han convertido en verdaderos problemas de pareja, como sentirse abandonada por el compañero, infravalorado por el otro, sufrir a causa de viejas heridas, nutrir el rencor hacia el compañero o incubar conflictos latentes que se desencadenan por una tontería.

Si durante la exploración afloran momentos que ya no lográis controlar o si, por un casual, entráis en una dinámica incomprensible o en un esquema destructivo, podéis contactar por teléfono o en la dirección que encontraréis al final del libro.

COSAS QUE NO SE DICEN

Quizás es precisamente esta estrecha conexión entre la estimulación del punto G y la aparición de una enorme gama de emociones lo que ha empujado tanto a los científicos como a la opinión pública a evitar tomar una posición clara respecto a este punto.

En el Tantra, que desde siempre ama la intensidad de la vida, estamos acostumbrados a tratarlo como un tema más entre otros, por lo que las mujeres que se dirigen a nosotros saben de entrada que formará parte de su búsqueda interior. Sin embargo, para comprender cómo las mujeres ajenas a nuestro campo se informan sobre el punto G, preguntamos a varios ginecólogos cuántas pacientes les pedían consejo al respecto. Alguno nos respondió: «En veinte años de práctica, nunca una paciente me ha hecho esta pregunta». Otro dijo: «Es muy extraño que una mujer me lo pregunte». Un tercero: «Es un tema que está fuera de la visita ginecológica», etc.

Rossana Cirillo, una ginecóloga genovesa que participó en el curso de Tantra, entusiasmada por nuestra investigación, devolvió la pregunta: en lugar de proporcionar una estadística sobre la ausencia casi total de preguntas espontáneas por parte de las mujeres, les preguntó directamente sobre el tema. Para tener una muestra aleatoria, preguntó a las primeras sesenta y cinco mujeres que entraron en su consulta si conocían el punto G.

La reacción fue sorprendente: algunas, al escuchar que su médico de confianza se salía de las preguntas rutinarias y se interesaba por su sexualidad, aprovecharon la oportunidad para formularle a su vez preguntas que nunca antes habían tenido el valor de hacer. Pedían información sobre el punto G, sobre el orgasmo y sobre otros temas relacionados con su sexualidad.

Si comparamos sus respuestas con el grupo de participantes en el curso de Tantra que fue analizado en el capítulo 1, vemos que el número de mujeres que conocían el punto G era menor: treinta y una frente a cincuenta y tres.

	CONSULTA CIRILLO	CURSO DE TANTRA
¿Conoces el punto G?		
Sí	31	53
No	34	12
	Total = 65	Total = 65
Si la respuesta es afirmativa, ¿de qué forma?		
He leído o he oído hablar de él	16	32
He tenido una experiencia corpórea concreta	15	19
Tengo una vaga idea o sensación	9	13
No lo conozco, pero sí el orgasmo vaginal	4	0

Era de esperar, en vista de que quien va a un curso sobre sexualidad de forma consciente ya llega más informado sobre el tema.

Si, en cambio, observamos cuántas mujeres han tenido una experiencia concreta corporal del punto G, la diferencia no es tan grande. Sumando además las cuatro mujeres que tienen un orgasmo vaginal sin conocer teóricamente el punto G, llegamos al mismo número de diecinueve mujeres con una experiencia corporal concreta, como las que asistieron al curso de Tantra.

Este resultado nos da la idea de que aproximadamente una mujer de cada tres experimenta su propio punto G independientemente de cuánta información teórica sobre el sexo posea.

El dato nos consuela, en vista de que los datos en los que normalmente nos podemos basar sobre el punto G son muy ambiguos y contradictorios. Por un lado, los científicos y los médicos en gran parte lo ignoran. Por otro lado, están los entusiastas del punto G (de los que Internet está lleno), que lo exaltan como una fuente de puro placer, con testimonios de disfrute y de orgasmos en el límite de la pornografía, que evitan, sin embargo, hablar de todos esos momentos difíciles que hemos analizado en este capítulo.

Entre estas dos fuentes de conocimiento tan polarizadas, la mujer que desea informarse acaba confundida.

Al revisar la información en torno al punto G, nos encontramos con otro enorme tabú. La literatura ginecológica hace referencia, aunque de forma ocasional y con extrema cautela, a casos de mujeres que durante el parto perciben sensaciones orgásmicas. Estas podrían estar causadas por la estimulación del punto G durante la fase expulsiva.

Los pocos estudios que hay sobre el tema tampoco son contundentes. Uno en particular, llevado a cabo en un hospital italiano con treinta parturientas, se vio bruscamente interrumpido por la administración de la USL, ya que lo consideraron «un atentado contra la sacralidad e intocabilidad de ser madre. Como si la presencia del placer orgásmico durante el parto dañase la imagen ancestral que pretende asociar el parto solo al dolor».[1]

Si tenemos en cuenta todas las construcciones mentales en torno al placer sexual femenino y los conflictos interiores observados en las ciento ochenta mujeres que fueron exploradas en el punto G durante nuestra investigación, lanzamos la hipótesis, incluso sin ser expertos en obstetricia, de que muchos partos podrían ser menos dolorosos si las mujeres tuvieran presente la idea de que se puede obtener al menos una pequeña dosis de placer.

LA MUJER TAMBIÉN PUEDE EYACULAR

Otro tema tabú es la eyaculación femenina. No hablamos de la lubricación vaginal que tiene lugar cuando la mujer se excita, sino de una verdadera expulsión de líquido en el momento del orgasmo o después. Para la mayoría de las mujeres es un hecho desconocido o una fuente de vergüenza. Los científicos aún no han determinado con certeza la procedencia del líquido eyaculado: algunos piensan que lo producen exclusivamente las glándulas parauretrales, otros que el líquido segregado por esas glándulas se mezcla con cierta cantidad de orina; sin embargo, sabemos que actualmente se están realizando varias investigaciones.

23. ¿Conoces la eyaculación femenina?

No, no la conozco 9

He leído o he oído hablar de ella, pero no tengo experiencia directa 27

La conozco por experiencia 24

No estoy segura 5

Total = 65

Hemos encontrado, en cambio, cierta convergencia en el número de mujeres que experimentan de forma consciente su propia eyaculación. En un grupo de mil doscientas treinta mujeres examinadas por Carol Darling, Kenneth Davidson y Colleen Conway-Welch, el 39,5% de ellas conocía la eyaculación durante el orgasmo.[2] Sabine zur Nieden revela que, en un grupo de trescientas nueve mujeres, el 33,1% experimentó la eyaculación al menos una vez en la vida, mientras que el 29,2% de ellas no está segura.[3] En nuestra observación de ciento ochenta mujeres, inicialmente no le dimos mucha importancia a este fenómeno, pero a la pregunta número 23 de nuestro cuestionario, veinticuatro de un total de sesenta y cinco (en torno al 37%) respondieron que conocían la eyaculación por haberla experimentado, mientras que otras cinco (un 7%) decían no estar seguras. Al contrastar los datos de dicha investigación, vemos que aproximadamente una mujer de cada tres conoce la eyaculación por propia experiencia.

ELEONORA

La primera vez creí que todo aquel líquido provenía de él, pero luego me di cuenta de que no podía ser así, ya que la cantidad era desproporcionada comparada con su eyaculación. Durante un rato me sentí profundamente avergonzada, creía que había mojado la cama y me daba mucha vergüenza. Cada vez que hacíamos el amor, me preocupaba de ir antes al baño, pero eso no cambiaba nada. No comprendía de dónde venía todo aquel líquido, hasta que en una revista encontré un artículo que hablaba de la eyaculación femenina. Cuando una trabajadora del consultorio me confirmó que aquel fenómeno era normal, me tranquilicé y se lo conté todo a mi pareja. Solo entonces comencé a disfrutar también del placer que compartía con él. Desde entonces todo se ha vuelto más intenso, maravilloso.

BEATRICE

Si hubo un tiempo en el que ni siquiera sabía que existiese la eyaculación, desde hace alrededor de cuatro años me resulta muy sencillo alcanzarla cuando me masturbo. Me estimulo el punto G con el dedo corazón de la mano derecha, que es el que tiene más fuerza de todos los dedos. Es necesaria una vibración continua para llegar, pero cuando sucede me relaja íntimamente. Cuando no eyaculo en el transcurso de una semana, lo echo mucho de menos. Lo único que no me gusta es no haberlo experimentado nunca junto a mi marido, ya que estoy convencida de que con él no puedo dejarme ir de una manera tan profunda como cuando estoy yo sola. Es algo que me entristece un poco.

LUCREZIA

He experimentado la eyaculación algunas veces con un hombre realmente extraordinario. Con él tuve una relación muy íntima y sincera, lo amaba profundamente, hacer el amor con él era siempre un momento especial. Las sensaciones que experimentaba cuando eyaculaba eran completamente distintas al orgasmo clitoriano. Cada vez que sucedía, tenía una enorme sensación de dilatación, me parecía caer en una expansión total. Luego siempre era muy íntima con él, me sentía conectada con él en medio de un silencio palpable. Desde que acabó nuestra relación no me ha vuelto a suceder nada parecido.

24.a. Si has experimentado la eyaculación, ¿de dónde has notado que procede?

De la vagina 10

De la uretra... 6

No estoy segura 11

24.b. ¿Qué color tenía el líquido eyaculado?

Transparente, claro 12

Blanco 7

Amarillento 2

24.c. ¿Qué consistencia tenía el líquido eyaculado?

Fluida 12

Acuosa 6

Un poco viscosa 5

También la descripción del líquido de las mujeres entrevistadas por nosotros coincide esencialmente con las dos investigaciones anteriormente citadas. Aparecen, por ejemplo, distintos colores y diversas consistencias, aunque en porcentajes ligeramente diferentes.

La cantidad es descrita por la mayoría de las mujeres (el 58%) como un volumen que va desde unas gotas hasta un dedal; algunas (el 1,11%) hablan de dos a cuatro centilitros, mientras que son muy pocas (el 4%) las que aseguran que es mucho más.[4]

En lo referente al origen del líquido, debemos precisar que las mujeres, mientras llegan al orgasmo, no se preocupan por ver desde dónde eyaculan exactamente, sino que están tan inmersas en su experiencia que la respuesta describe más bien una sensación que una observación efectiva. Esto explica por qué muchas mujeres piensan que brota de la vagina.

A partir de nuestra experiencia, de las observaciones de las mujeres en nuestros cursos y de lo que aseguran los estudiosos del tema, podemos darte algunas indicaciones sobre cómo puedes explorar la eyaculación por ti misma.

En primer lugar, si haces el masaje del punto G con tu pareja, le puedes preguntar a él si sabe de dónde emerge el líquido. Para él es mucho más fácil observarlo que para ti, Aunque la mayor parte de los hombres nunca ha visto a una mujer eyacular y quizás ni siquiera saben que es posible. Por eso, cuando realizan el masaje por primera vez y la mujer eyacula, reaccionan con sorpresa y con cierta curiosidad. Es una reacción comprensible para quien ve salir de repente un líquido de un lugar que ha «frecuentado» siempre sin que sucediera nada parecido. Sin embargo, como hombre, en este momento no debes parar, sino mantener la presión constante.

Si como mujer te sientes confusa por el hecho de que el líquido que mana sea orina, eyaculación o secreción vaginal, intenta probarlo, saborearlo y olerlo para ver la diferencia.

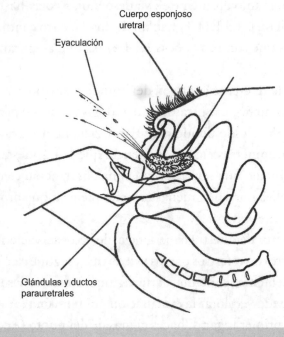

Cuerpo esponjoso uretral

Eyaculación

Glándulas y ductos parauretrales

La eyaculación femenina.[5]

Si sigues sin estar segura de qué líquido se trata, puedes saberlo por descarte. La secreción vaginal es más densa y mucosa que las otras dos y tiene un olor muy característico. Una vez descartada esta, sigue la duda entre orina y eyaculación. La diferencia entre las dos es constatable sin hacer análisis clínicos, con un simple experimento: come una buena ración de espárragos. Como sabes, después de varias horas, la orina asume ese olor característico, por la presencia de la asparraguina. Coge entonces dos vasos, orina en uno de ellos y déjalo aparte. Después vacía la vejiga por completo. Luego puedes comenzar a masturbarte, acercándote al momento de la eyaculación. Cuando sientas que está a punto de suceder, con la mano libre pon el segundo vaso bajo la vulva y, en el momento del orgasmo, eyacula en el vaso. Oliendo los líquidos contenidos en los dos vasos puedes sacar finalmente tus conclusiones: si los dos huelen a espárragos, son orina. Si el líquido del segundo vaso tiene un olor diferente, es eyaculación. Si este último huele un poco a espárragos, pero no tanto como el primero, quiere decir que, junto a la eyaculación, también ha salido una pequeña cantidad de orina. En este caso, repite varias veces el experimento, para aprender a distinguir las dos sensaciones mientras te dejas ir.

Como puedes ver en la pregunta 25 de nuestra estadística, no eres la única que siente ganas de orinar durante el orgasmo, y alrededor de un cuarto de las mujeres contiene el orgasmo de vez en cuando por miedo a esto. Alguna, si se hubiera dejado ir, quizás se habría dado cuenta de que no era orina. Si tú hasta ahora también has contenido el orgasmo durante el acto amoroso por miedo a orina, habla con tu pareja, pon una toalla bajo la pelvis y déjate ir. El placer es más importante que esta pequeña tontería. Él debe comprenderte, porque los hombres no reprimen el orgasmo por miedo a eyacular sobre las sábanas. La sensación puede asemejarse a la presión de un líquido que busca una vía de salida de un contenedor estrecho, pero si te dejas ir, te darás cuenta de que la cantidad, en el fondo, es pequeña.

25.a. ¿Conoces la sensación de tener que orinar durante la fase de excitación o durante el orgasmo? ¿En qué porcentaje de las veces?

100%	0
75%	7
50%	5
25%	12
10%	19
Nunca	14
No estoy segura, no contesta	8
	Total = 65

25.b. ¿Has reprimido alguna vez el orgasmo por miedo a orinar?

Sí	16
No	41
No contesta	8
	Total = 65

Alrededor de la mitad de las mujeres, al hacer el amor, percibe la eyaculación de manera simultánea al orgasmo, mientras que la otra mitad la experimenta también de manera independiente, en momentos de enorme excitación.

Algunas mujeres llegan a la eyaculación durante la estimulación del clítoris, y otras durante la estimulación vaginal en el punto G. Muchas la experimentan durante una relación especialmente íntima y de confianza con un hombre al que aman profundamente, y solo con él. Otras la viven con más facilidad cuando se masturban solas.

Un factor que favorece la eyaculación parece ser la capacidad de llegar a una enorme excitación y, después, de contener el estado de excitación mientras se relaja en este. En estos casos se describe como un rendirse al placer en el momento en el que parece incontenible. Diferentes mujeres dicen haber experimentado la eyaculación solamente después de haberse ocupado durante años de forma activa de su propio placer y de ser estimuladas a menudo en el punto G, pero hay otras con una vida sexual intensa y satisfecha que nunca han eyaculado y que no sienten la necesidad de hacerlo.

Como ves, la eyaculación es un fenómeno lleno de facetas, por lo que no te sientas ansiosa por tener que experimentarla de una forma determinada, o por tener que llegar a ella por fuerza.

Al describir este fenómeno nos damos cuenta de que raramente se nombra en el lenguaje popular y que, aparte del ambiguo término «mojarse» (que puede referirse también a la eyaculación vaginal) y del término científico «eyaculación femenina» no existen más expresiones. Si pensamos en cuántos nombres distintos tiene el lenguaje para el pene o la vulva, esta carencia de palabras revela tanto un escaso intercambio de información como una falta de conciencia.

Otras culturas, en cambio, lo describen con términos poéticos: en la India *amrita* significa «el néctar de la dicha», y en China se habla de la «medicina de la flor de luna», que deja entrever también la profundidad de la experiencia de eyacular.

Capítulo **4**

LIBERAR EL ORGASMO

HACER EL AMOR CON EL PUNTO G

Hasta ahora, cuando hablábamos del punto G, nos referíamos al masaje ritual descrito en el capítulo 2. Haberlo hecho al menos una vez es útil para tener una percepción clara y diferente de esta zona, para saborear la intensidad de los sentimientos que pueden aparecer. Pero ciertamente no queremos limitarnos al masaje. Veamos ahora cómo introducir la riqueza de lo que hemos aprendido también en el acto amoroso.

Si antes del masaje solamente un tercio de las mujeres entrevistadas eran conscientes del punto G, tras haber realizado todos los pasos, alrededor de la mitad de ellas reconoció haber experimentado las mismas sensaciones también durante el acto sexual, si bien no en la misma medida, porque no le habían hecho caso. Las mismas mujeres afirmaban que los toques del pene, a menudo evasivos durante el acto amoroso, no eran suficientes para satisfacerlas plenamente.

Cuando les preguntamos qué las ayudaba a alcanzar el placer, vimos que nada es casual, sino que se trata de factores muy precisos. En primer lugar está el grado de relajación. Si la mujer se relaja, le resulta más fácil dejarse llevar durante el acto amoroso, disfrutar de cada momento y desarrollar la sensibilidad necesaria para sentir el punto G.

Poder relajarse implica a su vez que no existan factores externos que perturben, es decir, que se pueda dedicar el tiempo necesario, que el teléfono esté desconectado, que los niños no puedan aparecer en la habitación, etc.

Aparte de la confianza con la pareja, el resto de los factores dependen de la propia mujer. Es ella la que decide cuánto mover la pelvis, qué posición adoptar y cuánto tiempo dedicar a la estimulación. Una libertad de elección decididamente en contraste con la forma en la que a menudo las mujeres hablan de su placer: «Ahora me he dado cuenta...», «Él me ha hecho sentir...» o «No sé cómo, pero en cierto momento...». Elecciones lexicológicas que dan a entender que el sexo se experimenta de una forma remisiva, pasiva, con el placer prodigado por la pareja o por la situación...

VITTORIA

A mi marido le gusta mucho estar sobre mí, pero de esta manera no toca mi punto G. Así que decidimos hacerlo una vez como le gusta a él y una vez como me gusta a mí. Para mí siempre es un momento especial cuando me toca a mí elegir la posición. Ponemos varios cojines, me tumbo de lado, con el pecho algo separado de él, y me muevo ligeramente adelante y atrás hasta que encuentro la inclinación precisa, la que me hace sentir los primeros escalofríos. Le pido que me penetre con mucha profundidad y que tenga el pene allí, impulsándome con movimientos milimétricos, mientras yo con una mano guío su ritmo. De esa forma mi punto G se electriza y me lleva a un orgasmo que me llega hasta la punta de los pies. Me abre el corazón.

CARLO

Llego a percibir el punto G de Lucía con el extremo del pene, cuando aún no he entrado por completo. Ella en ese momento se muestra más implicada en los movimientos, me hace señales de asentimiento y de satisfacción. Al principio me lo dice también claramente con un: «Sí, ahí», luego no habla ya de forma coherente, sino que murmura palabras incomprensibles, se agarra a mis costados y emite sonidos que interpreto como una incitación a que continúe con esa inclinación.

SABRINA

Tras haber llevado a cabo el ritual del punto G, sabía exactamente dónde había que ir para encontrarlo y qué podía esperar. Un sábado por la noche, después de cenar, seduje a mi marido y comenzamos a hacer el amor en la posición del misionero... con resultado cero. Entonces me tumbé bocabajo con un cojín bajo el pubis, para alzar un poco el trasero. Así, su pene llegaba directamente hasta el punto mágico. «¡Sigue ahí!», le susurré. Después de varios minutos me había quedado casi sin aire, todo el cuerpo me comenzó a temblar con las primeras oleadas que anunciaban el *crescendo*. Como quería disfrutar todo lo posible de esta nueva experiencia, le dije a mi marido que se diera la vuelta; él se tumbó y yo me «senté» sobre su pene con la cara dirigida hacia sus pies y comencé a cabalgarlo. «¡Oh, Dios!», exclamé, porque ahora podía notar perfectamente la presión sobre el punto G. Por lo demás, me quedé sin palabras, ya no podía hacer nada, mi cuerpo iba solo, sentía que me derretía como la mantequilla...

18.a. ¿Se estimula el punto G cuando haces el amor?

Sí.. 32

No... 30

No lo sé 3

Total = 65

18.b. Si la respuesta es afirmativa, ¿cuáles son los factores más importantes para percibirlo?

El grado de relajación... 26

La posición en la que se hace el amor.................. 24

La libertad para mover la pelvis........................... 22

El grado de confianza con el compañero............. 14

El tiempo que puede dedicarse a la estimulación 10

18.c. Si la respuesta es afirmativa, ¿en qué posición?

Él me penetra desde atrás.................................... 11

Yo estoy sobre el hombre 9

En la del misionero, yo debajo con las piernas
elevadas.. 4

De lado, con una inclinación precisa, usando
un cojín.. 2

18.d. Mientras haces el amor, ¿realizas algo de forma intencionada para estimular el punto G?

Sí 14

No 31

No contesta 20

Total = 65

18.e. Si la respuesta es afirmativa, ¿qué?

Restriego y muevo la pelvis 6

Busco un ángulo preciso 2

Hago que la penetración sea lenta 1

Presiono con el dedo sobre el pubis 1

Hago contracciones hacia dentro 1

Vemos que las posiciones más citadas para encontrar el punto deseado son aquellas en las que la mujer es penetrada por detrás o en las que está arriba. En general, son aptas todas aquellas en las que la mujer puede mover libremente la pelvis y encontrar el ángulo exacto para hacer que el pene se roce contra la pared anterior de la vagina.

De lado

En esta posición la mujer se siente atendida por detrás y libre por delante. Puede mover bien la pelvis y las manos, y, como tiene el pecho libre de presión, seguir el ritmo de su propia respiración. Puede ser acariciada por él, pero es difícil que suceda al contrario. Por eso es apropiada para la mujer que durante las primeras experiencias activas con el punto G quiere centrarse más en sí misma que en su compañero. Para conseguir una estimulación más conocida puede tocarse fácilmente el clítoris. Para tener una buena preparación

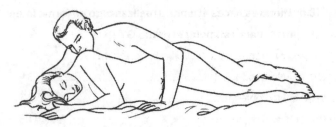

y para hacer que el impulso pélvico proceda de las piernas en lugar de los músculos abdominales, es conveniente que ambos adopten esta posición con los pies hacia la pared y no hacia la parte libre de la cama.

A cuatro patas

A muchas mujeres les agrada esta posición porque favorece la estimulación del punto G. La sensación de expansión y de relajación profunda de la pelvis se mezcla aquí con la fuerte sensación de ser poseída por el hombre. Es la más antigua y animal de las posiciones, donde el disfrute sexual y la pasión carnal están en primer plano. La mujer no ve al hombre; por eso se puede concentrar completamente en sus propias sensaciones sexuales y físicas sin preocuparse por la relación.

De pie

Si en esta posición la mujer se inclina mucho hacia delante y se agarra a las piernas del hombre, la penetración resulta más fácil. Ambos, al permanecer sobre sus propios pies,

tiene un buen apoyo. El hombre puede
realizar penetraciones fuertes sin cansarse, porque el movimiento parte de la cadera.
La penetración se vuelve así profunda y es buena para la mujer que tiene un punto G muy
profundo.

Ella encima de cara

En esta posición la mujer se puede mover libremente y, como el hombre está bastan-
te inmóvil, puede dirigir bien el juego. Es ella la que marca
el ritmo y la que regula el ángulo de penetración para que se
alcance el punto G. A diferencia de las posiciones anteriores,
en esta puede tener contacto visual y hacer que el encuentro
sea más íntimo. Ambos se pueden tocar y acariciar. El placer
en el punto G se comparte con la pareja, especialmente si

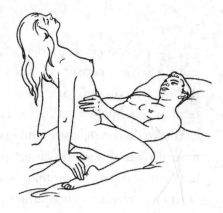

la mujer se abre emocio-
nalmente y lo expresa con
gestos, con sonidos y mo-
viendo la cabeza. En esta
postura el hombre podría
ejercer una presión en el
vientre de la mujer, jus-
to sobre el hueso púbico,
mientras ella lo cabalga,
estimulando el punto G
al mismo tiempo desde el
interior y desde el exterior.

Ella encima de espaldas

Esta posición combina la libertad de movimiento de la mujer con una fuerte concentración sobre sí misma, porque no mira al hombre a la cara. De esa manera, conserva bien su propia individualidad e independencia, mientras la pareja queda en un segundo plano. La mujer puede estimular bien su propio clítoris y combinar las dos estimulaciones con un único ritmo o estimular el punto P del hombre.

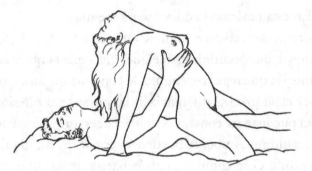

La tijera

La posición de la tijera es muy cómoda para ambos y, al mismo tiempo, permite a los dos moverse a su propio ritmo y respirar libremente. Para tener un buen apoyo es conveniente adoptarla con los pies vueltos hacia la pared. Ninguno está encima o debajo del otro, sino que el hombre y la mujer permanecen en el mismo plano y pueden comunicarse bien a través de los ojos y de las manos. La tijera es ideal para hacer el amor durante mucho tiempo y con relajación. Aunque la erección del hombre no sea completa, no se desliza fuera, porque se sujeta con su propia cadera a la cadera de la mujer; por consiguiente, puede concentrarse mejor en su propio placer sin agitarse. La mujer, por su parte, inclinando el vientre o pidiéndole al hombre que la penetre más de abajo arriba, puede regular el ángulo de las penetraciones para es- 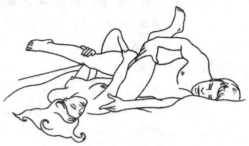 timular el punto G. Además, con las manos llega también al clítoris para combinar dos estimulaciones en una.

Nos ha sorprendido el hecho de que de sesenta y cinco mujeres solamente catorce, es decir, menos de una cuarta parte, hagan algo intencionadamente para lograr este placer. Probablemente las otras lo evitan para no experimentar las sensaciones desagradables y los fuertes sentimientos que hemos visto en el capítulo anterior. Pero sabemos que, tras un primer contacto con el dedo en el ritual, muchas de ellas han comenzado a hacer experimentos de forma activa para estimularlo, también durante el acto sexual.

Vemos que, antes de tener un conocimiento preciso sobre el mágico punto, son pocas las mujeres que se sienten estimuladas en él cuando hacen el amor, y poquísimas las que logran el clímax del placer solamente a través del punto G, sin estimular el clítoris. Estas cifras pueden dejarnos perplejos, pero sabemos por los relatos de las mujeres durante los cursos de Tantra que muchas tampoco lo han buscado porque no lo conocían bien.

18.f. ¿Cuántas veces se estimula el punto G mientras haces el amor?

100%	2
75%	5
50%	4
25%	14
10%	7
Nunca	16
No sabe, no contesta	17
Total = 65	

18.g. ¿Cuántas veces, cuando haces el amor, logras el orgasmo solo a través de la estimulación del punto G, sin la del clítoris?

100%	2
75%	2
50%	2
25%	7
10%	4
Nunca	26
No sé	2
No contesta	20
Total = 65	

Si al hacer el amor tu punto G se estimula porque tu compañero lo ha tocado casualmente o porque aquella noche estabas ebria o más relajada y receptiva que de costumbre, la experiencia sigue siendo un suceso singular, algo que se tiende a atribuir a la pareja, a las circunstancias, a los astros... A menudo las mujeres en estos momentos dorados olvidan el factor más importante: que el placer depende de ellas mismas, que es una de sus capacidades, que el poder está en ellas.

Pero si atribuyes el hecho a las circunstancias o al hombre, sigues siendo dependiente de algo externo. En el momento en el que, en cambio, busques las claves del placer en ti misma, ya no deberás culpar a tu pareja por la monotonía en la cama, un problema que también depende de tu falta de iniciativa y arrojo. En especial si lleváis juntos muchos años, y vuestros hijos ya han crecido, añadir un poco de especias a vuestros momentos íntimos enriquecerá no solo el sexo, sino también toda vuestra relación.

Sin embargo, si la idea de estimular el punto G nace del hombre, es necesario que la mujer también se identifique con el deseo de desarrollar el acto amoroso y que no acepte de mala gana, por hacerle un favor a él. Para un hombre es una misión imposible llevar a una mujer a un orgasmo grandioso si su compañera no es partícipe, porque en este caso ella, incluso de manera inconsciente, hará de todo con tal de disminuir la excitación.

Como hombre, tienes que prestar atención al punto de contacto, rozando la línea de las doce con la punta del pene, hasta percibir una zona más rugosa cuando se dilata. Si no lo puedes deducir por la reacción de tu compañera o no estás seguro, pregúntale, no te esfuerces en adivinarlo. Al contrario, tu interés por ella es una invitación a centrar la conciencia en el vientre, a dirigir el juego, a tomar la iniciativa para encontrar un ángulo mejor y un ritmo adecuado.

Las posiciones del amor pueden parecer un tema ya demasiado debatido, están en cualquier revista de playa y muchos las consideran una mera gimnasia sexual, más lúdica que esencial. Las parejas, al mirar las imágenes, dicen: «¡Ah, esta está bien!», y continúan haciendo el amor con el mismo par de formas que usan desde hace años. Incluso personas con una vida sexual rica y satisfactoria nos cuentan que de vez en cuando descubren una nueva –que en el fondo no es nueva– pero que no le dan importancia.

Nosotros, en cambio, hemos experimentado en nuestra propia piel que probar, por ejemplo, todas las posiciones mencionadas anteriormente es una experiencia que no hay que subestimar. Se trata de experimentar de una vez por todas con diferentes movimientos hacia delante y hacia atrás, hacia los lados, con diferentes ángulos e inclinaciones, con diversos ritmos de respiración, a fin de encontrar en este refinado juego de sintonización la forma más válida de estimularse.

Estamos de acuerdo en que la posición no es lo más importante en la vida de pareja, pero si no se busca ni se toca el punto G solo porque te niegas a hacer «estas cosas mecánicas», tampoco el mayor de los amores te llevará al orgasmo vaginal. Para la calidad del acto amoroso no solo es importante la duración de todo el encuentro, desde la primera caricia hasta que te levantas para ir al baño, sino también el tiempo dedicado a la estimulación de la zona limitada al punto sagrado. Como ya hemos visto en el capítulo anterior, se trata de superar los desequilibrios iniciales debidos a sensaciones irritantes y continuar con paciencia y sensibilidad hasta descubrir las joyas ocultas dentro del cofre.

Para introducir la intensidad del punto G en el punto amoroso es, por lo tanto, mejor si la iniciativa parte de la mujer, si es ella la que da el paso decisivo y la que dice: «Escucha, cariño, hoy me gustaría intentar contigo tantear bien este punto. No se trata de tocar y fuera, sino de continuar allí durante algo de tiempo...». En el momento en el que la mujer, empujada por la curiosidad, toma las riendas del juego, puede transformarlo en una verdadera diversión.

Inicialmente también podría parecer obsesivo prestarle tanta atención al punto G mientras se hace el amor, pero con el tiempo se verán los resultados. Además, desde el momento en el que la mujer se interesa más por la propia sexualidad, también el hombre se vuelve más partícipe y atento a los sentimientos femeninos.

Nos damos cuenta de que la posición no es algo mecánico cuando se llega a llenar con el alma, cuando el cuerpo energético está en sintonía con el cuerpo físico, cuando se percibe el estado mental inducido por una posición dada. Pongamos algunos ejemplos:

- Si el hombre es emocionalmente inestable y dependiente de la mujer, preferirá las posturas con mucho contacto corporal, querrá besarla y abrazarla constantemente. Para estimular la energía del punto G, en cambio, es necesario que se adopte una posición más distinta a la altura del pecho, pero con un impulso pélvico procedente de abajo. Esto induce en ellos un descenso de la conciencia al interior del cuerpo, un movimiento de la energía del afecto al instinto, del recibir al dar.

- Si el hombre está bastante cerrado en cuanto a sentimientos, no habrá problemas en permanecer en una posición distanciada, por ejemplo con la mujer a cuatro patas, pero cuando ella entre en un estado de fuertes emociones, se sentirá invadido por esta carga e intentará cambiar o acabar el acto sexual. En este caso, él tendrá que aprender a dejarse inundar por sentimientos femeninos, permaneciendo presente con la ayuda de la propia respiración.

■ Si el hombre es un tipo más mental, con pocas referencias al bienestar físico, probablemente ejecutará todas las técnicas y posiciones a la perfección, pero su cuerpo energético no seguirá lo que él hace, como si interiormente estuviera un poco ausente. Dejará a la mujer la sensación de ejercicios finalizados, de «sobreesforzarse», pero carecerá de una calidad más profunda. Para ella el descubrimiento será: «Menos es más». La respiración, además, será una buena ancla para permitirle a él también una mayor implicación emocional.

Si te reconoces en uno de estos ejemplos, la próxima vez que hagas el amor intenta cambiar, además de la posición física, también tu postura interior. Si así lo haces, estos experimentos se convertirán también para ti en un placentero desafío, donde te puedes enfrentar a tus sentimientos. Si posteriormente quieres profundizar en estas relaciones de pareja, encontrarás información útil en nuestro libro *Tantra para dos*.

¿LA ANATOMÍA INFLUYE?

Para darles seguridad a los hombres que piensan que tienen un pene inadecuado, todos los sexólogos responden: «La medida del pene no es proporcional al placer de la mujer, porque la vagina es lo suficientemente elástica para acoger a prácticamente cualquier tipo de pene, y crear la fricción necesaria para excitarse». Es la respuesta justa a la pregunta de un hombre que no desea enriquecer su vida sexual, sino que confunde la medida del pene con su propio sentido de la virilidad, con sentirse viril. Este último es un estado basado en una clara percepción corporal de bienestar en el cuerpo masculino, independiente de los centímetros de su preciado miembro.

Al intentar desdramatizar los temores irracionales de los hombres se olvida, sin embargo, un detalle: la forma y la medida no son del todo indiferentes. No en el sentido ingenuo de «más grande = mejor», sino en el de adaptar las prácticas sexuales a la combinación de las dos realidades anatómicas de la pareja.

La anatomía genital de la mujer está intrínsecamente ligada a toda una serie de entradas al placer, de sentimientos eróticos, de ritmos preferidos, de deseos y fantasía. De la misma forma en que el carácter de toda la persona y su forma de gestionar las emociones se basan en la forma del cuerpo (cualquier analista bioenergético sabe interpretar la psique de un individuo observando su fisionomía), el carácter sexual de una mujer está también relacionado con la forma de su vulva. Este aspecto, por diferentes motivos, se descuida, por desgracia.

- Las mujeres no reconocen la forma y las características de su propia vulva porque raramente ven los genitales de las otras. Por eso alguna puede pensar que las otras vulvas son como la suya. En realidad, son tan diferentes de una mujer a otra como el peinado o la forma de los senos.

- Los hombres notan la diferencia entre las vulvas de sus parejas, ven que unas tienen los labios menores prominentes y otras estrechos, unas finos y otras carnosos. Pero no están acostumbrados a relacionar la anatomía con la especificidad de la reacción sexual, ni los diferentes tiempos necesarios para llegar al orgasmo, las preferencias en la estimulación, las predilecciones en los tocamientos para excitarse, etc.

- Entre los expertos en sexualidad muchos aún desconocen esta relación. Incluso los ginecólogos y los obstetras, cuando participan en nuestros cursos, se maravillan de estos conocimientos, transmitidos tanto en el tantrismo como entre los chamanes americanos, y comentan: «Sí, es verdad, es evidente, solo que hasta ahora no le había prestado atención».

La anatomía genital no favorece en todas las parejas el encuentro espontáneo entre el glande y el punto G. Quizás por ese motivo «el *Kamasutra* aconseja como mejores combinaciones (en orden creciente según la longitud de la vagina y el pene): mujer gacela con hombre liebre, mujer yegua con hombre toro, mujer elefante con hombre semental. En el caso de las demás parejas menos favorecidas, la satisfacción depende en gran medida de su temperamento y de su habilidad».[1]

Mujer gacela	Vagina corta	Hombre liebre	Pene corto
Mujer yegua	Vagina mediana	Hombre toro	Pene mediano
Mujer elefante	Vagina larga	Hombre semental	Pene largo

Surge la pregunta: ¿qué pueden hacer las parejas de forma práctica para compensar posibles desequilibrios anatómicos?

- Si, por ejemplo, el punto G de la mujer está situado a demasiada profundidad y el pene es corto, el hombre deberá penetrarla lo más profundo posible en una posición en la que ella tenga las piernas abiertas al máximo. En los casos más extremos, que afortunadamente son raros, en esta combinación él no llegará con el pene, solamente con dos dedos. En ese caso, durante el acto sexual usad siempre el orgasmo clitoriano como alternativa, o un masaje con los dedos o un vibrador usado por él en ella.

- En la mayoría de las combinaciones entre hombre y mujer, la estimulación no es un problema, porque el punto G se toca con cada impulso pélvico.

- Si, en cambio, el pene es demasiado largo y el punto sagrado está situado muy cerca de la entrada, el hombre deberá usar golpes suaves para alcanzarlo. Si realiza penetraciones profundas, tendrá que retirar bastante el pene para poder pasar todas las veces por el punto G. Si la vagina es corta, la combinación, independientemente del punto G, puede convertirse en un serio problema para la pareja, porque ella sentirá dolor cada vez que él la penetre en profundidad. Por fortuna, esta combinación también es rara.

Esto es una invitación a todas las parejas para que encuentren, con la ayuda de este mapa anatómico, las formas más eficaces y bellas de experimentar todos los elementos de las diferentes posiciones, como la duración del movimiento, el ritmo, la inclinación, etc.

DOS TIPOS DE PLACER

Cuando una mujer se acerca al punto G pensando que es una especie de segundo clítoris, la búsqueda comienza ya con el pie equivocado.

El punto G no es como el clítoris.

¿Tienes presente la diferencia entre hombre y mujer? El hombre reacciona con bastante rapidez ante el primer estímulo sexual y luego va directo hacia el objetivo, es decir, el orgasmo. Cuando percibe su primer estímulo erótico, en cambio, la mujer experimenta, sigue, se aparta, se retuerce, siente, se hace seguir, vuelve otra vez... Es la misma diferencia que hay entre el clítoris y el punto G: el primero necesita que la estimulación, una vez iniciada, continúe hasta el orgasmo, mientras que el segundo reacciona con todo un espectro de sentimientos femeninos, desde el mayor de los placeres hasta las nubes más negras. El primer roce en el clítoris produce una sensación placentera; el primer roce en el punto G comienza a menudo con irritación o con sensaciones vertiginosas.

También su comportamiento es diferente: el clítoris excitado se yergue y crece como un pene; el punto G no aparece inmediatamente, sino que se oculta, quiere ser descubierto, perseguido, reacciona solamente ante quien se le acerca con paciencia.

En Oriente, esta doble naturaleza de la sexualidad femenina se conoce desde hace tiempo. El *Koka Sastra* de la

India medieval llama al clítoris «la sombrilla del Dios-amor colocada precisamente sobre la entrada a la morada del Dios. No muy lejos de este, dentro de la vulva, está el *purna chandra* (o luna llena)».[2] En estas definiciones nos parece especialmente interesante la asociación del clítoris con el sol y del punto G con la luna. Desarrollando estos dos principios llegamos a la polaridad:

CLÍTORIS	PUNTO G
Sol	Luna
Energía caliente	Energía fría
Yang	Yin
Masculino	Femenino
Activo	Receptivo

Incluso aunque han estado siempre presentes desde tiempos de Adán y Eva, tanto el clítoris como el punto G han sido olvidados varias veces a lo largo de la historia.

El clítoris es extrovertido, explosivo, expresivo. Curiosamente, su exploración se difundió en los años sesenta, cuando las mujeres se liberaron de su rol pasivo y comenzaron a llevar pantalones, se volvieron dinámicas y emprendedoras y en el trabajo empezaron a conquistar los puestos reservados hasta aquel momento para los hombres. La relación con el hombre entendida como monogamia ya no era lo más importante, porque la mujer se realizaba también fuera de ella. En el sexo se atrevía a decirle al hombre qué le gustaba y a decirle abiertamente: «Quiero hacer el amor contigo». En la cama se incluían también las posiciones con ella arriba y si solo con la penetración no llegaba al orgasmo, se ayudaba masturbándose.

A finales de los años noventa este movimiento de las mujeres hacia el exterior ya se había producido completamente, y otra tendencia comenzó a abrirse camino: redescubrieron su lado receptivo, reencontraron su ritmo, comenzaron a gustarles las faldas y los antiguos valores femeninos, pero esta vez desde una posición de autonomía y no de sumisión. Volvía a estar de moda la mujer reflexiva, que cede a las emociones. El feminismo militante se retiraba, para dejar paso a las psicoterapias corporales, al círculo New Age, a los retiros espirituales, a la medicina alternativa. La vida sexual pasó a un segundo plano, dejando paso al cuidado de la relación, de la familia. En el sexo la mujer volvió a apreciar que la admirasen y conquistasen; en la cama le dio más énfasis a los sentimientos, a ser penetrada, cuidó de sus propias cuestiones del corazón. Casualmente, justo en esta época fue cuando se dirigió también a su sexo interior, y el punto G se volvió a poner de moda.

Veamos por lo tanto qué implica el hecho de que la atención pase a centrarse del exterior a un punto interior, qué sucede cuando sexualmente nos volvemos hacia dentro, cuando, sobre la base de la autonomía femenina ya adquirida, nos dedicamos a nuestra receptividad y nos volvemos de nuevo sensibles a las percepciones que se ocultan dentro de nuestro cuerpo y de nuestra alma.

Más del 80% de las mujeres (exactamente cincuenta y cuatro de sesenta y cinco) percibe una diferencia notable en el transcurso de tiempo que dura el masaje en el punto G. Entre el primer roce y el último las cosas cambian, no de forma lineal, sino con altibajos, pasando a través de todo un espectro de sensaciones como tensión, suavidad, calor, indiferencia, tranquilidad, vacío, excitación, suspensión, alegría, etc. Estas oscilaciones son tan diferentes que, al reagruparlas en categorías, tuvimos que simplificarlas mucho, obviando todos los pasos intermedios.

Como sabemos, el placer en el punto G no es constante como el del clítoris, sino que recorre caminos sinuosos, oscilantes, dialécticos, casi laberínticos. ¿Tiene este viaje alguna lógica? ¿Existe alguna especie de camino preferente, una ruta favorita en este mar de placer caótico? Sí, existe. Como habrás podido percibir, la mayor parte de las mujeres sigue un recorrido que va desde un malestar inicial hasta un placer final, mientras que para un grupo mucho menor la molestia continúa hasta el final. En otros casos, sin embargo, no se trata tanto de las sensaciones que se experimentan, sino del grado de difusión en el cuerpo y de la intensidad. En el cuadro general prevalece, por lo tanto, un incremento en una de las dimensiones: placer, expansión, intensidad. Por desgracia, únicamente la mitad de las cincuenta y cuatro mujeres que durante el transcurso de la sesión percibieron un cambio nos han proporcionado detalles. Sólo después añadimos también la segunda pregunta. De las expresiones observadas podemos afirmar que el patrón es extensible a todo el grupo.

9.a. ¿Han cambiado las sensaciones corporales durante la estimulación del punto G?

No	4
Sí	54
No sabe, no contesta	7
	Total = 65

9.b. Si la respuesta es afirmativa, ¿cómo eran al principio, en medio y al final?

De un malestar inicial a un placer final 14

Una alternancia continua entre malestar y placer   4

Las sensaciones se expandían cada vez más
por el cuerpo 3

Las sensaciones se intensificaron,
se amplificaron con el tiempo 3

Alternancia de molestias 2

Alternancia de placer.. 1

VALERIA

Al principio sentí una enorme quemazón, una molestia, pinchazos agudos, pero también el deseo de conocerme. Creo que en torno a la mitad del masaje (sinceramente, perdí la noción del tiempo) apareció un sentimiento de dulce calor, que se distribuía uniformemente por el cuerpo; estaba muy tranquila y sin tensiones. Al final, esa fluidez impalpable se convirtió otra vez en un enorme lugar lleno de copos de nieve de colores sobre un fondo oscuro.

SERENA

Comencé con cierta curiosidad, pero enseguida me cayó una ducha fría en forma de tensión en las piernas y en los ovarios. Sentía pequeños tirones en la parte posterior de las piernas, y luego una fuerza que se abría paso en los brazos. Cuando me relajé, sentí que descendía hacia abajo. En aquel momento me abandoné al placer y comencé a excitarme, a reír de gusto, una risa que salía de la vagina para llegar hasta la boca. Después pasé de la risa al llanto, y a continuación de nuevo a la risa... Con mi enorme felicidad volví a ser niña, con la mirada encantada de la infancia: veía girar pequeños peces en un mar turquesa. Con este sentido de ligereza, sentí que luego me liberaba en un mar de tranquilidad, calma y quietud, en un espacio de paz absoluta.

UN ORGASMO ESPECIAL

El clítoris y el punto G no solo se diferencian por el tipo de excitación, sino también por la forma del orgasmo. Tanto en el plano físico como en el energético tienen un efecto completamente distinto. Como sabemos, el orgasmo se puede percibir de varias formas: puede ser una liberación placentera en la pelvis o hacer vibrar todo el cuerpo, puede dejarnos indiferentes en el plano emocional o imbuirnos en un completo viaje afectivo, puede dejar la mente lúcida o conducirnos a un estado de conciencia alterada. Las variedades son infinitas, desde la liberación de las tensiones hasta sentirse uno con el mundo.

Sabiendo que las mujeres de nuestro grupo conocían el orgasmo clitoriano, les preguntamos en qué se diferenciaba de el del punto G.

19. Si durante la estimulación del punto G definimos el clímax del placer como orgasmo, ¿en qué se diferencia este del orgasmo clitoriano...

19. a ... en la duración? Si la respuesta es afirmativa, ¿cómo?

Más prolongado, con un placer más duradero 23

Más continuo 1

19.b ...en las sensaciones corporales? Si la respuesta es afirmativa, ¿en cuáles?

El placer me invadió todo el cuerpo 12

Es más fuerte, más agudo, más intenso 11

Es más profundo, más interno y cavernoso 7

Se expande cada vez más, sin límites 6

Se irradia con temblores y espasmo por todo
el cuerpo 4

Llega a oleadas 4

Es más ligero, más sutil, más dulce 2

Provoca la eyaculación 1

19.c ...en los sentimientos? Si la respuesta es afirmativa, ¿en cuáles?

Paz y unión con todo, profundidad 11

Libertad, expansión, apertura, alegría 10

Abandono total, liberación, receptividad,
implicación 10

Conmoción, vibración en el corazón,
agradecimiento 8

Ausencia de emociones 1

19.d ...en el posterior estado de ánimo? Si la respuesta es afirmativa, ¿cómo?

Me siento completa, más llena de mí misma,
más total, más satisfecha, más profunda 13

Estoy en silencio, en paz, agradecida y contenta 6

Estoy abducida por el placer, en un espacio
enorme 5

Floto en una suave ligereza 5

NADIA

Cuando llego al orgasmo con el clítoris, siento pequeñas contracciones en los músculos alrededor de la vagina hasta el ano. Es bellísimo; es una corriente eléctrica sutil que me invade, veloz y predecible. Me divierte mucho y a menudo me río tras el orgasmo. El que parte del punto G, en cambio, es totalmente distinto: se trata de un verdadero salto al vacío. Al principio me asustó, pero luego comencé a amar el momento en el que siento que me precipito hacia lo desconocido. Cuando me dejo caer, me parece que me expando en el vacío, y después entro en un mar de sensaciones indescriptibles, de colores siempre diferentes. Algunas veces este orgasmo también va más allá del cuerpo físico, casi como si estuviera rodeada de nubes que se mueven a mi alrededor.

LUANA

Cuando hago el amor con mi pareja, me acaricio a menudo el clítoris para llegar al orgasmo. Siempre lo he hecho así y me gusta; de esa manera puedo alcanzarlo más veces. Comparado con el profundo ardor del orgasmo interno, que me hace sumergirme en mundos desconocidos, el clitoriano es, sin embargo, como una llama al encenderse: un pffff... y ya pasó.

Salta inmediatamente a la vista que todas las mujeres lo describen como un «más»: más largo, más expandido por el cuerpo, más intenso, más profundo... No aparece ningún «menos» cuando se compara con el orgasmo clitoriano. Incluso las mujeres que inicialmente sufrieron y atravesaron el infierno en todos los sentidos (ahora recordamos ciertos quejidos, insultos y muecas de indiferencia) una vez que llegan al clímax lo describen como más satisfactorio y pleno. Las que no respondieron, finalmente, no llegaron al clímax durante su primer masaje del punto G.

¿Cuáles son los procesos que hacen que la experiencia de dos orgasmos sea tan distinta? Además de la diversidad de las vivencias subjetivas y de los sentimientos implicados, hay tres grandes diferencias: la primera fisiológica, la segunda en la forma de la curva y la tercera energética.

1. Alice Kahn Ladas, Beverly Whipple y Harold Ladas describen así la diferencia fisiológica: «Estas mujeres dicen que en el momento del orgasmo eyaculatorio la vagina se sometió a una notable transformación. Se observaron dos fenómenos compatibles. Primero: no existe «formación de plataforma» orgásmica y la entrada vaginal no se restringe, característica del orgasmo clitoriano. Estas mujeres afirman que, en lugar de contraerse, la musculatura vaginal se relaja y la entrada de la vagina se abre. Es posible que se forme la plataforma orgásmica, por el hecho de que los músculos de la abertura vaginal se hinchen, pero el efecto de relajación del músculo pubocoxígeo y la dilatación de la vagina pueden ser tan grandes que hagan que la hinchazón sea nula o al menos la redimensionen. El segundo fenómeno, y aún más importante, es la ausencia de lo que Masters y Johnson describieron como «el efecto tienda», un fenómeno que tiene lugar durante los orgasmos clitorianos, cuando a menudo la parte interna de la vagina se hincha como respuesta

al alzamiento del útero en el abdomen. A menudo, durante el orgasmo eyaculatorio se experimenta la reacción opuesta. En lugar de ser empujado hacia abajo y hacia la parte superior de la vagina, se comprime».[3] Como vemos, en este orgasmo las partes anatómicas implicadas realizan movimientos opuestos: en lugar de las clásicas contracciones al inicio de la vagina, que presionan al pene, esta parte se abre totalmente. Algunas mujeres experimentan también durante esta fase un movimiento que empuja hacia fuera, como si quisieran expulsar algo.

2. En el plano energético, el orgasmo del punto G produce una curva no en forma de pico, sino más alargada y extensa, con forma de disco. La cantidad de energía movilizada (correspondiente a la integral de la curva, es decir, al área gris del dibujo) es mayor que la del clitoriano; por eso se vive como algo más intenso y profundo.

3. El movimiento energético, finalmente, es totalmente opuesto: el del orgasmo clitoriano es centrífugo, explosivo; el del orgasmo en el punto G, centrípeto, implosivo.

En el tantrismo, el punto G se considera sagrado precisamente porque es la clave del orgasmo implosivo: la cantidad de energía liberada que se dirige hacia dentro le abre a la mujer la puerta hacia la perfección de una interioridad que en los caminos espirituales se convierte en la principal referencia de la conciencia.

Un dicho chino también llama al punto G «el palacio del yin» o, en otras palabras, el «receptáculo de la receptividad».

Si miramos los niveles de orgasmo según el *Quodoushka* (ver también *Tantra*, pág. 287 ss.) y sus implicaciones en los chakras, vemos que el orgasmo en el clítoris en su forma más común corresponde al primer nivel y roza el primer, el segundo y el tercer chakra. El orgasmo en el punto G, sin embargo, se acerca más al segundo nivel, tocando todos los chakras hasta el quinto.

Cuando Freud aseguró que el orgasmo vaginal es más maduro que el clitoriano, no estaba del todo equivocado, pero le faltaban una serie de conocimientos (como el del propio punto G) y, por lo tanto, cometió un gran error: lo

Reacción fisiológica

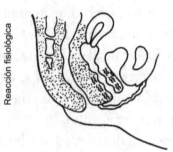 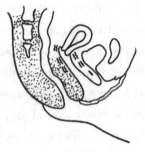

Orgasmo del clítoris   Orgasmo del punto G

Curva orgásmica

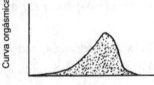 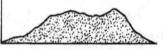

Curva pico   Curva de la meseta

Movimiento energético

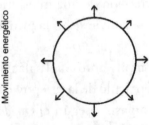 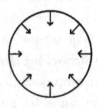

Explosivo   Implosivo

subordinó a la penetración masculina. Indirectamente, hizo que la calidad del orgasmo femenino dependiera del hombre, con el efecto de atraer la ira de todas las mujeres que se esforzaban por su propia liberación.

Fue necesario que llegara Shere Hite para finalmente poner fin a esta confusión. Hoy sabemos que la mujer puede llegar tanto al orgasmo clitoriano como al del punto G, sola o con el hombre. Al quedar, por consiguiente, el argumento de la dependencia fuera de juego, es exclusivamente a ella a quien corresponde decidir hasta dónde quiere llegar.

Nuestra posición en esta cuestión tan delicada y debatida es pragmática: «Si Dios les ha regalado a las mujeres dos orgasmos, ¡qué disfruten el doble!». Si la mujer conoce dos puntos del placer, que no los enfrente ni se sienta obligada a elegir entre uno y el otro, sino que pruebe ambos. Una elección que no depende de un criterio moral, sino de lo que la mujer prefiera experimentar en un momento dado: ¿desea un orgasmo liberador, veloz, predecible? ¿O prefiere sumergirse en su profundidad, en lo desconocido? La respuesta varía según el tiempo del que se dispone, del grado de relajación, de la afinidad con el compañero, de la edad... Muchas mujeres dicen que descubrieron el orgasmo clitoriano durante la pubertad, mientras que el interés por el orgasmo interior se desarrolla en torno a los treinta años.

Si como hombre envidias a las mujeres, creyendo que son privilegiadas por esta doble posibilidad de disfrute, podemos consolarte. El orgasmo del punto G tiene su homólogo en el orgasmo prostático masculino. Los dos tienen muchos aspectos en común: el malestar y la quemazón inicial, la oscilación de un sentimiento al otro, la pérdida de referencias concretas, el sentimiento de confusión y el hecho de volverse muy receptivo, de entrar en espacios interiores profundos y sorprendentes.

De la misma forma en que a la mujer se le pide que se enfrente con sus propios fantasmas, también a ti te esperará afrontar momentos difíciles: dejarte penetrar analmente, sentir vergüenza y pudor, combatir el tabú de dejarte ir, la implicación energética, disfrutar en ese lugar, la desorientación, etc.

Sin embargo, la recompensa es igual de grande: a través del masaje de la próstata (el punto P), alcanzarás sentimientos y estados de ánimo tan distintos a aquellos que estás acostumbrado a experimentar que podrían confundir tu habitual manera de considerarte a ti mismo.

Incluso si a menudo los dos orgasmos femeninos descritos se viven como opuestos entre ellos, no deben permanecer, a la fuerza, separados. Tras haberlos experimentado alternativamente, como mujer, antes o después te harás la pregunta: ¿y si los combino? ¿Y si los viviera al mismo tiempo? Dicho y hecho: la forma más fácil es dejarse estimular por tu compañero en el punto G con el dedo o cuando se hace el amor mientras, al mismo tiempo, tú te masturbas el clítoris. Entonces ya no experimentarás dos placeres separados, sino un continuo orgásmico mayor que la suma de las dos partes.

En un cuadro más amplio, cada orgasmo parte de una zona y desde allí se propaga en oleadas por todo tu cuerpo. Este mapa, que divide el orgasmo en vaginal o clitoriano es, sin embargo, solamente una sección de un diseño mucho mayor, más esférico, que describe un fenómeno energético placentero independientemente de su origen. Por las prácticas sexuales y por la meditación tántrica conocemos, de hecho, otros tipos de orgasmos, que asumen diferentes formas, que tienen movimientos energéticos desiguales, que parten de distintos puntos del cuerpo. Algunos de ellos son físicos, y vienen acompañados de reacciones fisiológicas; otros, puramente energéticos.

Pongamos algún ejemplo:

- El orgasmo vaginal-uterino sin estimulación del punto G.
- El orgasmo anal.
- El orgasmo en los pezones.
- El orgasmo producido por la respiración alterada (*chakra-breathing,* respiración de fuego, etc.).
- El orgasmo del corazón y de otros órganos asociados a una canalización de la energía sexual.
- Los orgasmos espontáneos que suceden sin fricción genital, por ejemplo, durante un masaje en la cabeza, un tratamiento de acupuntura, una danza o una carrera desenfrenada.

Tras haber enseñado durante el último curso, por primera vez, a diecisiete mujeres el orgasmo combinado, hemos decidido dedicarle el siguiente capítulo.

EL ORGASMO COMBINADO

En los capítulos anteriores dirigimos la exploración del punto G solamente sobre la parte de la relajación y de la aceptación de aquello que emerge. Durante su búsqueda hemos evitado conscientemente la estimulación del clítoris para captar los matices del punto G y su sabor tan diferente del modo habitual de vivir la sexualidad. Sin embargo, para vivir conscientemente la profundidad y la interioridad del orgasmo en el punto G, no es necesario renunciar a la fuerza a la excitación fogosa del clítoris. Una vez que se haya tomado confianza con la primera, podemos fundir ambas, relajación y excitación, en un único suceso, «el orgasmo combinado» (en inglés, *blended orgasm*), que se llama así precisamente porque une la profundidad del punto G con la fogosidad del clítoris.

Como ya se ha tomado confianza con el punto G, no debes repetir todas las fases descritas en el capítulo 2, sino que puedes acercarte más directamente a la fuente de placer. La posición más apta para este masaje es aquella en la que el hombre se sienta con las piernas cruzadas al lado de la mujer, poniendo su cadera más cerca de sus propias rodillas. De esa forma llega con una mano al vientre, con la palma hacia abajo al clítoris y con la otra entre las piernas, con la palma dirigida hacia arriba, al punto G. Para cansarse menos, es necesario dedicar la mano dominante (en general la derecha) al punto G, sentándose, por lo tanto, al costado derecho de la mujer.

Mientras el hombre adopta su posición exterior, como mujer puedes entretanto tomar la posición interior correspondiente: no vayas a la caza del puro orgasmo; oriéntate más bien en cabalgar sobre la ola de excitación de una meseta más extensa.

Ahora el hombre puede comenzar a estimular el clítoris con ligeros roces. Ten en cuenta que a todas las mujeres no les gusta que les estimulen directamente en el clítoris; en el caso de la mujer cierva, por ejemplo, la sensación es demasiado intensa y no la soporta inicialmente. En este caso, toma el clítoris entre los labios mayores y masajéalo indirectamente hasta que se encuentre muy excitada y, por lo tanto, dispuesta también a la estimulación directa.

Después de los primeros ligeros roces excitantes, la mujer debe comenzar a verbalizar qué le provoca placer, describiéndole al hombre qué va bien o qué prefiere modificar, las sensaciones que experimenta, pensamientos eventuales, emociones bellas o indeseadas, miedos, placer, etc.

Entre las diferentes formas de alcanzar el orgasmo combinado nos ha gustado especialmente la de Laura Corn,[4] porque es muy fiable. En esta práctica, la mujer comunica al hombre su grado de excitación usando la escala del 1 al 10; en este sentido, 1 significa: «Estoy un poco excitada», 5 quiere decir: «Estoy a mitad de camino del orgasmo» y 10 indica: «Si me estimulas dos segundos más, llego al orgasmo».

El hombre masajea a la mujer en el clítoris hasta el grado 7. Cuando llega a ese nivel, deja los restregones sin interrumpir el contacto, manteniendo simplemente la mano apoyada allí. Entretanto, introduce un dedo o dos de la otra mano en la vagina y comienza a estimular el punto G. Empieza con una ligera presión, después la aumenta. A continuación puede pasar a una vibración o a una verdadera estimulación a pistón, que imita los movimientos del pene.

Los movimientos de las manos se sincronizan: mientras la mano que estimula por dentro va hacia arriba, hacia el punto G, la otra va hacia abajo, hacia el clítoris, moviéndose así la una contra la otra simultáneamente. Como la presión sobre el punto G a menudo debe ser más fuerte que la que se ejerce sobre el clítoris, es necesario que el hombre permanezca sentado en una posición cómoda, que respire libremente, que esté presente mentalmente y que los movimientos de sus manos provengan de una focalización en el propio *hara* y no de una fuerza muscular.

La mujer, aplicando la misma escala, describe entonces el grado de excitación en el punto G, aunque tenga una tonalidad diferente a la del clítoris. Una vez ha llegado al 7, el hombre deja de estimular el punto G, continúa con el dedo en la vagina y vuelve a comenzar con la otra mano a estimular directamente el clítoris. Una vez se ha alcanzado de nuevo la excitación de séptimo grado sobre el clítoris, vuelve a estimular el punto G, y así durante al menos cuatro veces. De esta forma la mujer se excita cada vez más, y sin llegar aún al orgasmo todo su cuerpo se vuelve partícipe al cabalgar sobre esa ola de placer.

Finalmente, cuando llega al 7 en el punto G, comienza a estimular simultáneamente el clítoris, llevándolo también al 7. Cuando ambos puntos estén igual de excitados, continúa estimulándolos más intensamente, llevando a ambos a los grados 8 y 9. Solo entonces ralentiza un poco el ritmo de ambas manos, jugando en torno al 9 durante alrededor de diez minutos, sin llevarlo nunca hasta el décimo grado. Pasado este tiempo, se puede intensificar la estimulación, llevándola hasta el 10 para hacerla llegar al orgasmo combinado.

También este orgasmo se manifiesta en forma de pico, pero puede desembocar en un altibajo que parece no acabar jamás, en un valle de profunda pero intensa relajación o en una turbina total que es difícil seguir y a la que uno solamente puede abandonarse. Por eso es erróneo tener la idea de un orgasmo ya conocido. El orgasmo combinado no es ni como el del clítoris ni como el del punto G, sino que se trata de una tercera forma que tiene características de ambos, pero un sabor propio.

A veces se manifiesta con ondas que van y vienen, después vuelven, culminan, desaparecen y vuelven a aparecer... Y es bonito bailar sobre las olas, estar presente en el placer del momento y respirarlo, seguir los flujos interiores, manifestar la excitación con sonidos que surgen de la garganta.

Cuando posteriormente la energía se vuelve tan fuerte que desde la pelvis comienza a abrirse camino a través del cuerpo, puedes mover esta libremente, con la nuca y la espalda relajadas, de forma que los movimientos, partiendo de la pelvis, se puedan propagar a través de toda la espalda como una serpiente, llevando la energía hacia lo más alto.

En ese momento libérate por completo, deja pasar la energía como en un tubo, entrégate a las olas que se ocultan en la pelvis y que te atraviesan sinuosamente hasta salir por la cabeza acompañadas por gemidos, por suspiros, por los *ahhh* y los *ohhh* de una garganta abierta, de un baile de los brazos, de la cabeza...

Tras el primer orgasmo, que a menudo tiene un carácter más explosivo, puedes descansar varios minutos, antes de invitar al hombre a retomar de nuevo todo el proceso. Llegarás así a otros orgasmos que serán cada vez más implosivos y que te conducirán a estados cada vez más receptivos, sutiles, relajantes y expandidos, asumiendo un carácter meditativo.

Finalmente, puedes poner una mano sobre el corazón y llevar toda la energía hacia la sede de tu amor, mientras el hombre tiene cerrada la concha para darte esa sensación de protección en aquella parte de ti que más se ha abierto.

❧

El orgasmo combinado es un viaje que vale la pena iniciar si ya has experimentado en otras ocasiones con el punto G por sí solo. Sin embargo, requiere de cierta paciencia, del deseo de comunicar y de un poco de práctica hasta que los dos orgasmos se combinen de manera efectiva. Se necesitan tres o cuatro sesiones para llegar a la fusión completa, e incluso las parejas que no la han alcanzado de manera inmediata aseguran que la experiencia ha sido muy placentera y que quieren continuar experimentando.

Las primeras veces hay que tener en cuenta algunos puntos:

- Para el hombre, como en cualquier arte, se requiere un poco de práctica a fin de coordinar los movimientos de ambas manos haciendo presión simultáneamente sobre los dos puntos. Si no estás seguro sobre la inclinación, el ritmo o la presión que debes usar, haz que ella te lo muestre.
- También para la mujer requiere práctica concentrarse en dos zonas simultáneamente.
- A veces la mujer, totalmente inmersa en su propio placer, se olvida de decir cuándo llega al 7 o al 9. En ese caso le toca al hombre recordárselo.
- Si como mujer tienes fantasías eróticas, tenlas solo inicialmente, sin centrarte durante mucho tiempo

en las imágenes mentales. Reconduce, en cambio, la energía por el cuerpo y expándela desde allí.

- Si las oleadas de excitación se disipan y los movimientos se vuelven difíciles de coordinar, el hombre puede continuar estimulando a su compañera en el punto G, mientras ella se masajea el clítoris con su propia mano para dosificar mejor la presión y el ritmo. En ese caso, podría añadir otro estímulo, presionando con la palma de la mano libre sobre el vientre de ella, justo sobre el hueso púbico, estimulando así el punto G desde fuera.

- Si la mujer está sola, puede usar un vibrador en el punto G y la mano en el clítoris. Esta variante requiere una cierta habilidad que no se obtiene de inmediato.

- Los puntos clave, por lo tanto, son la intención y la apertura mental: tras haber ampliado el mapa de tu sexualidad dedicándote de manera consciente al punto G, prepárate de nuevo en el orgasmo combinado para otra experiencia que te podrá implicar con una totalidad nunca antes experimentada.

CINZIA

La primera vez no fue nada fácil. Al principio estaba demasiado concentrada sobre lo que había que hacer, qué contar, sobre informar a mi compañero de en qué grado de excitación me encontraba. Entonces advertí las habituales sensaciones irritantes en el punto G. Cuando después la energía salió hasta ser tan fuerte que me asustó, me pregunté: «Y si me dejo ir, ¿dónde acabaré?». La preocupación hizo que la excitación bajara al primer nivel, así que tuvimos que recomenzar desde allí. La segunda vez los dos estábamos más preparados y no pensamos tanto en los aspectos técnicos. Me centré más en mi placer y me dejé llevar. La tercera vez llegué casi a combinar los dos orgasmos y la cuarta realmente funcionó, disfruté y disfruté... He llegado a este nuevo orgasmo más veces, y ha sido fabuloso.

SABRINA

Fue realmente lo máximo. Entre los numerosos experimentos que he llevado a cabo a lo largo de mi vida sexual, el orgasmo combinado los ha superado a todos. De repente percibí mi cuerpo ligeramente fragmentado: una tensión crónica en el diafragma, una ligera división entre la cabeza y el tronco, una contracción en el pecho, los hombros siempre un poco tensos... En cambio, este orgasmo barrió con todo, como un cohete atravesó toda la tensión y me sentí como un tubo vacío. Ninguna resistencia de ninguna parte. Al día siguiente realizamos una meditación en silencio, observando la respiración, que para mí siempre es algo difícil. Esta vez, sin embargo, me sentí contenta de estar sobre mi cojín de meditación durante una hora. Me sentía limpia, serena, noté mi cuerpo vibrar aún con el orgasmo del día anterior, en un enorme «sí» a mí misma. Durante tres días me moví con tal ligereza y fluidez que la vuelta al trabajo, la relación con mi marido, los niños que se peleaban, todo lo que normalmente me pesa, durante esos días fluía conmigo.

Otros puntos interesantes

Durante el masaje de la vagina, las mujeres descubren muchos otros puntos sensibles. Aunque ninguno de ellos puede igualar las sensaciones del punto G, son también fuente de diferentes placeres.

Ilaria

A las tres y a las seis, aproximadamente a tres centímetros de profundidad, sentí una sensación agradable, de ligero cosquilleo, cada vez más abierto e incontenible. Me recordaba a algunos momentos de mi infancia, cuando me sentía tan bien que me parecía imposible contener tanto placer.

Viola

A media vagina, a las tres, experimenté una profunda sensualidad; a las ocho, en cambio, tristeza. Cuando mi pareja me tocó a las nueve, sentí una dicha tan fuerte que exploté en un llanto de felicidad, con la sensación de volver a ser niña. En el punto más profundo, a las seis, percibí una descarga eléctrica seguida de una extraña succión. Después hubo otras sensaciones placenteras, pero no sabría definirlas con precisión, ya que cambiaron varias veces con el paso de un punto a otro.

Nicoletta

En el fondo, bajo el cuello del útero, hay un espacio que se crea tras cierto tiempo de penetración, ya que antes está a la defensiva. Cuando se abre, se convierte en una zona extremadamente sensible, y si se roza se siente como una gota de agua que te cae por la espalda.

En estas respuestas podemos percibir varios elementos inesperados, que consideramos interesantes porque podrían ser el punto de partida de algunas investigaciones.

- Más de la mitad de las mujeres experimenta otros puntos significativamente sensibles en las paredes de la vagina.

22.a. Aparte del punto G, ¿conoces otras zonas muy sensibles en la vagina?

Sí	39
No	3
No contesta	23
	Total = 65

22.b. Si la respuesta es afirmativa, ¿dónde?

Hora 1	3
Hora 2	2
Hora 3	9
Hora 4	1
Hora 5	1
Hora 6	14
Hora 7	1
Hora 8	2
Hora 9	7
Hora 10	3
Hora 11	3
Hora 12	15

22.c. ¿A qué profundidad?

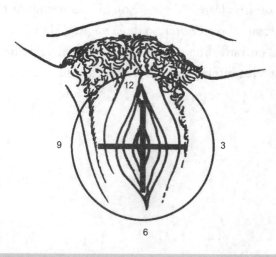

Puntos sensibles.

■ Estos puntos no están distribuidos de forma ecuánime sobre todas las horas, pero se acumulan en las direcciones cardinales para formar una cruz. El propio punto G no coincide con la suma de los puntos a las doce. Se podría clasificar esta área como punto A (como es denominado por algunos sexólogos), situado entre el punto G y el cuello del útero, y al contrario que el punto G, no se asocia a un tejido en particular. Una colega nuestra nos recomienda el masaje a mujeres con la menopausia, porque aumenta la lubricación y desarrolla sensaciones eróticas.[5]

- El aspecto más sorprendente es que las diferentes profundidades (divididas por nosotros en tres tercios) están dotadas casi de forma ecuánime de sensibilidad. Este resultado se halla en completo contraste con los clásicos de la sexología moderna, que consideran el primer tercio de la vagina, el más cercano a la entrada, una parte mucho más sensible que los dos tercios interiores.[6]

Capítulo 5

UN EJEMPLO DE UNIÓN TÁNTRICA

ABANDONARSE POR COMPLETO

El arte de llegar a un bello orgasmo interior que te deja satisfecha y contenta no es ni una cuestión de pura técnica, como nos quieren hacer creer ciertos manuales estadounidenses del tipo *202 trucos para hacerla disfrutar en la cama* o *Cómo llegar al mega-ultra-orgasmo en 7 minutos,* ni una mera cuestión de introspección, como están empeñados en hacer creernos los psicoanalistas. Más bien se trata de la combinación de estas dos perspectivas. Se requiere una dosis justa de saber hacer, como en todas las artes (desde la pintura hasta el arte culinario), pero al mismo tiempo una cierta disponibilidad a entrar en el juego con la totalidad del propio ser: tanto con la conciencia como con el inconsciente, tanto con la mente como con los sentimientos, tanto con el cuerpo como con el espíritu. Si después se añade también el entusiasmo, el éxito está asegurado.

Todas las mujeres desearían dejarse ir más, pero cuando observamos con precisión este deseo encontramos una enorme confusión.

El tantrismo, al contrario que el yoga, que se basa más en la disciplina, es un camino espiritual basado en el «dejarse ir» en un sentido profundo, con toda una serie de instrumentos –o, mejor dicho, de orientaciones– que sirven para no acabar en un insulso «tumbarse», sino en llegar a nuestra esencia a través del camino del abandono completo.

Veamos, antes de nada, determinadas cosas que no tienen que ver con este tipo de abandono, y otras con las que se confunde a menudo.

No sacrificarse

Si como mujer estás acostumbrada a «abandonarte» al hombre, descuidándote a ti misma, tus necesidades, tus impulsos, tus deseos; si a menudo practicas el sexo para complacerlo a él o para unirlo a ti, con el paso del tiempo no sabrás ni siquiera reconocer cuáles son tus deseos íntimos, cuál es el tipo de placer que tu cuerpo querría experimentar si estuviera libre de ataduras. Cada vez que te sacrificas por él, tu pasión recibe una herida y un buen día morirá. Es una imagen cruel, pero realista para muchas parejas. Una vez que la pasión se ha extinguido, te dirás: «Lo amo, pero cuando estoy en la cama con él, no siento ningún deseo». Esto no es abandono en el sentido espiritual, ni tampoco amor; más bien es rendirse.

Puedes reconocer la actitud del sacrificio en algunos gestos y actitudes inconfundibles:

- Cuando él te llama, tu cuerpo salta de inmediato.
- Estás muy atenta a cómo se siente él.
- Tienes la cabeza ligeramente inclinada hacia delante respecto al pecho, y el vientre un poco hacia dentro.
- Si cierras los ojos y escuchas a tu cuerpo, percibes un corazón abierto y disponible para todo, mientras que la parte baja –el vientre, la pelvis, las piernas– son menos sensibles.
- Percibes tu respiración poco profunda, poco llena, porque estás acostumbrada a estar más atenta a los demás y a los acontecimientos externos que a ti misma.
- Cuando tu pareja te hizo el masaje en el punto G, te preocupaste más de cómo estaba él, temías ser demasiado exigente, te sentías culpable, pensabas en cómo devolverle ese favor.

Si te reconoces en estas actitudes, puedes comenzar, en primer lugar, a dirigir de nuevo la conciencia que has perdido sobre ti. Empieza a respirar más profundamente y a centrarte en tus percepciones corporales mientras haces el amor. Déjate estimular de forma deliberada en el mágico punto y recompensa al hombre, no con preocupaciones o sacrificios, sino entrando en un total abandono físico la próxima vez que hagáis el amor –en resumen, disfrutando de tu placer–. Dedicarte a tu placer es la clave para volver a encender la pasión, y por lo tanto es el mayor regalo que le puedes hacer.

No tener reservas

A menudo nos situamos frente al abandono en términos condicionales; lo vivimos más como un deseo que como una elección. Decimos: «Quiero dejarme ir, pero...», presuponiendo que no será factible. Creamos incluso excusas: «Ves, yo estaría dispuesta a abandonarme, pero algo/alguien me lo impide».

Algunos ejemplos clásicos son: «Me abandonaría deliberadamente...

- ...si mi prometido fuera más sensible».
- ...si no hubiese sufrido ciertos traumas de pequeña».
- ...si estuviera más relajada».
- ...si mi marido no se hubiera comportado así».
- ...si los niños no me estresaran tanto».
- ...si no hubiera sucedido lo del 11 de septiembre de 2001».

De esta forma la situación propicia para dejarse ir no llega nunca, siempre hay algo que no va bien. Continuamos viviendo en un mundo de excusas, de pretextos, de quiero pero no puedo... y entretanto la vida pasa, hasta que un buen día decimos: «Ahora estaría dispuesta a dejarme ir... ¡Si fuera un poco más joven!».

Con esta lógica se acaba en un círculo vicioso que aparentemente parece justificado y lógico, pero que para la pareja supone la ruina. Tomemos uno de los ejemplos anteriores: «Como estoy muy estresada, no puedo dejarme ir». Esta es la cara de la moneda que la mujer ve, pero en el otro lado está: «Como nunca me dejo llevar, me encuentro continuamente estresada». Así el círculo se cierra, con dos problemas que se alimentan recíprocamente. El verdadero desafío para esta mujer no es el estrés, del que incluso disfruta como excusa, sino la capacidad y la disponibilidad a abandonarse, el hecho del dirigirse, por ejemplo, a su compañero con la frase: «Precisamente porque estoy estresada, me gustaría que me estimularas en el punto G. ¿Me lo haces esta noche?». Y el masaje tántrico serviría entonces para sacar a relucir aquellos conflictos interiores que están en la base de ese estrés continuo, para ponerlos bajo la luz de la conciencia, para afrontarlos y agarrarlos por los cuernos.

No buscar un lugar seguro

Muchas querrían abandonarse sin correr riesgos, sin que la vida les cambie mucho, sin grandes distorsiones, sin experiencias desagradables o desestabilizantes, sin tener que plantearse los hábitos, los esquemas y las seguridades de la relación.

Cuando se toca el tema de la confianza en las relaciones íntimas, estamos acostumbrados a verlo desde la óptica: «Primero debo tener confianza contigo, y solo entonces podré abrirme a ti». Esta es una contorsión mental muy extendida, pero no refleja la dinámica real de la pareja. La confianza no es algo que me viene de fuera, no es una especie de garantía de un final feliz. Esta es una ilusión, fruto del deseo de que funcione así. En realidad soy yo quien me abro, confiando, y con esta apertura creo un espacio en el que ofrezco confianza al otro, que comienza a abrirse a su vez y me devuelve la confianza. Es decir, la confianza no es algo que recibo, sino que doy, es el regalo que le entrego al otro, sin saber si lo aceptará. Confiar significa abrirse, independientemente del resultado, abrirse corriendo el riesgo de no ser amados, de acabar desilusionándonos. Confiar quiere decir vivir un encuentro sin saber si acabará al día siguiente después del desayuno o si nos conducirá ante el altar.

En primera línea, la confianza es algo que me doy a mí misma precisamente mientras se la doy a mi pareja. ¡Acuérdate del masaje en el punto G! Cuántos fueron los momentos en los que abrazaste confiadamente la emoción del instante, y cuántos aquellos en los que habrías esperado que tu compañero hiciera o dijera algo reconfortante. Cada roce en el punto G es un ejercicio para alimentar la confianza en ti misma, y en el plano corporal es un espejo en el que ver de vez en cuando el grado de confianza que te permites.

No perseguir un ideal

A menudo las mujeres tienen en su interior la imagen de un hombre, un amor y una sexualidad ideales, y alimentan la secreta esperanza de acabar en el país de las maravillas, en el cuento del príncipe azul, con mucho sexo fantástico. Cuando luego, durante la estimulación del punto G, se abandonan a su propia sexualidad y esta no se parece a la ideal, se vuelven furiosas. Entonces deben encontrar un culpable: el hombre equivocado, el método poco apropiado, la luna menguante...

No tienen en cuenta la naturaleza de sus ideales: el hecho de que los ideales, para la mayoría, sean la compensación de alguna laguna en el propio yo, a su vez fruto de no abandonarse a la vida, de vivirla a medias, aceptando los sentimientos «buenos» y excluyendo los «malos».

Pongamos un ejemplo concreto: si como mujer me cuesta aceptar mi ira, tiendo a buscar la armonía en la vida: en mi interior, en la relación, en la cama (¡que aburrimiento!), donde sea. Cuando en este libro leo que al masajear el punto G se encuentran una vasta serie de sentimientos, piensor: «Bah, es obvio, las mujeres conflictivas (por ejemplo, mi compañera de trabajo) entran en estados combativos y furiosos. Yo, en cambio, que soy una mujer pacífica y equilibrada, llegaré enseguida a la paz, al placer, a la unión mística». Es una pena, sin embargo, que el punto G, como lleva hacia el inconsciente, no funcione de esta manera. ¡Más bien me hará sentir precisamente como hace tiempo que intento no estar cabreada!

El punto G no me da lo que quiero encontrar, sino lo que me sirve para crecer.

No perder conciencia

Muchas, al pensar en el abandono completo, vuelan con la mente a ciertos romances rosa y a dramas sentimentales en los que «la mujer suspira y luego cae desvanecida en brazos de su caballero». Esta forma de abandono no lleva, sin embargo, a ninguna parte. El abandono tiene lugar, pero no tú no estás allí, la conciencia se ha desvanecido; por eso es un abandono desperdiciado. El verdadero abandono viene acompañado de una conciencia plena del momento en el que el yo, la resistencia, cede. Entonces este sutil venir a menos puede vivirse con pasión.

El abandono no tiene nada que ver con el entumecimiento de los sentidos, con la autosugestión, con los sueños con los ojos abiertos, con todos esos momentos de ausencia en los que, cuando alguien te dirige la palabra, respondes: «Ah, perdona, tenía la cabeza en otro sitio». Abandonarse no significa mandar a la conciencia de vacaciones, no es estar ausente; más bien requiere toda tu presencia. Cuando tu abandono sea total, te sentirás completamente viva, vibrante, estarás despierta y vivirás el momento con intensidad.

Tampoco la obnubilación de los sentidos que la enorme mayoría de las personas experimenta después del orgasmo forma parte del abandono, sino que se trata de una vía de escape al vivir con tanta intensidad la ola de energía que las atraviesa en ese momento.

Para el hombre es importante no tomar las formas confusas de «abandono» de su compañera como algo personal, que no piense que van con él, sino que las vea como puntos débiles de ella, relacionados con su historia pasada, no con su relación actual.

Si, como hombre, empiezas a secundar a tu pareja en los puntos muertos que hemos descrito, acabarás en las arenas movedizas de su confusión y en el fondo con ella. En ese punto da comienzo un infierno para la relación. Si intentas, por ejemplo, ser distinto de cómo eres para no hacerle pensar en sus sacrificios, para responder a sus «querría condicionarte», para darle confianza, para corresponder a sus ideales, para seguirla en su semiausencia, un buen día te pasará factura. Incluso después de haber hecho tanto por ella, le seguirá faltando algo siempre; te dirá que se fía un poco más, pero aún no completamente; que te ama, pero que debes cambiar en algún aspecto; que te siente cerca, pero que no es exactamente como se lo esperaba, etc.

Durante el masaje en el punto G te dirá: «¡Espera! ¡Me haces daño! ¡No presiones aquí! ¡Presiona un poco más fuerte! ¡Presta más atención! ¡Con esa mano no! ¡Ahora es demasiado fuerte, te he dicho que un poco más fuerte, pero no tanto! ¡Uf, así no!». Probablemente en otros momentos íntimos, será la misma cantinela.

¿Sabes por qué nunca está satisfecha contigo? Porque tú no estás satisfecho de ti mismo. ¿Sabes por qué no confía aún en ti? Porque tú no te fías de ti mismo. Porque te has adaptado a ella, porque no has sido tú mismo, porque te has traicionado. Lo que la mujer busca, cuando viaja por los meandros de los propios sentimientos, cuando se enfrenta al laberinto de mundos interiores que siguen escapando a la comprensión, no es un hombre maleable, adaptable, sino uno que siga siendo él mismo, radicado en su polo masculino, consciente de sus propios procesos interiores, sin dejarse distraer de aquel punto seguro en sí mismo que está anclado al propio sentido del bienestar en el cuerpo masculino.

En este punto se podría preguntar: «Pero, entonces, ¿qué quiere decir abandonarse? ¿Qué es el famoso dejarse llevar? Si no significa sacrificarse por el compañero, si no conoce reservas, si no es necesariamente un lugar seguro, si no quiere decir perder la conciencia, entonces, ¿qué es?».

Confiar en la energía sexual

Cuando entras plenamente en la experiencia sexual, el mismo gesto de abandonarte por completo al sexo te lleva más allá de él, te une a la energía que invade a todos los seres vivos, te conecta con la fuente de la vida. El centro sexual, que en el Tantra llamamos también primer chakra –el lugar en la pelvis en el que te excitas y sientes placer–, te conecta con el reino animal. El primer chakra no razona, no conoce relaciones, no tiene dudas, reacciona de forma instintiva, está vinculado con la mera forma del cuerpo físico. Es principalmente confiado, el polo de la seguridad percibida de manera corporal, en cuanto a sensación.

El problema es que en las culturas civilizadas estas cualidades cuentan poco y la naturaleza instintiva del primer chakra está cubierta de una larga serie de tabús y de prohibiciones, especialmente para las mujeres.

Como ya hemos visto en el capítulo 3, volver a tener confianza en la propia sexualidad se convierte en un recorrido que te hace atravesar toda una serie de miedos, irritaciones, nerviosismos, sentimientos de culpa y pudor, acompañados de un sentimiento de inadecuación. Cada vez que te excitas o estás cargada eróticamente, te limitas a rozar estas dificultades. Pero cuando estimulas el punto G, afloran ante ti como los monstruos de la casa de los horrores del parque de atracciones. Cuando eso sucede, si te dejas asustar y huyes, el miedo permanece; si , en cambio, miras a los monstruos a los ojos, se vuelven dóciles y pierden su aspecto inquietante.

Cada vez que se roza tu punto G, tienes una ocasión para romper uno de los caparazones de tu centro sexual, para liberar otro poco más de su energía, hasta encontrar la seguridad interior que te permite abandonarte por completo. Entonces el círculo vicioso de los obstáculos, que antes te encajonaba, vuelve a abrirse de nuevo: cada experiencia de abandono te vuelve más fuerte y más segura, lo que hace que estés más dispuesta a abandonarte aún más, lo cual hará que te sientas más segura, y así sucesivamente. De esta forma, el descubrimiento de tu sexualidad, además de ser una búsqueda del placer, te devuelve también a tus cimientos.

Entonces algo se liberará tanto en ti como en tu relación con los hombres, en especial con tu compañero. Cuando tu centro sexual esté menos tenso y más abierto, por el sencillo motivo de que te gusta abrirte, también el centro sexual del hombre se relajará. Para ambos resultará más sencillo sintonizar en el plano corporal y una vez que los cuerpos se comuniquen entre ellos, muchas de las llamadas dificultades de comunicación, de entendimiento y de opinión se disolverán en la nada. Porque la intimidad es principalmente un entendimiento entre los cuerpos y no entre las mentes. Si observas tus relaciones, puedes ver, de hecho, que solamente en los momentos en los que los cuerpos están energéticamente cerrados, insensibles y alejados de su forma espontánea de comunicarse, se comienza a remendar la carencia de intimidad con muchas palabras. Palabras que por su lógica abstracta se convierten en largas discusiones, incapaces de generar aquel sentimiento de entendimiento que el cuerpo nos podría dar de forma natural, si lo escuchásemos. Comunicar con el cuerpo físico, en cambio, ayuda a abrir también el cuerpo energético, y cuando la mujer se abre al primer chakra, ¡se produce un salto de calidad en la relación!

Elegir abandonarse

Como esperes algo externo para dar el gran paso –que la situación sea ideal, que la pareja está completamente disponible y que los astros se alineen–, las condiciones nunca serán las propicias. Cuando la situación sea buena y el compañero esté interesado, habrá una conjunción Marte-Luna que te impedirá dejarte ir. Tres días después los astros serán favorables, pero tu hombre tendrá un compromiso de trabajo, etc.

El problema es, como ya hemos dicho y redicho, que estás esperando algo del exterior que solo puede nacer del interior, de tu deseo.

Te puedes abandonar en casi cualquier instante. También ahora, mientras lees estas líneas. ¿Sabes aquellos momentos en los que, sencillamente, te abres? Estás dando un paseo, o inmersa en el trabajo o en cualquier otra situación. En cierto momento decides acabar con la rutina, te permites ser como eres y te abandonas a lo que hay, tanto a tus impulsos interiores como a las personas que te dirigen la palabra. Un *clic* en tu mente, y te abres a la vida. Justo entonces los colores se vuelven más brillantes, las personas parecen sonreír, el aire es más templado, los sentidos están más abiertos, las conexiones se vuelven palpables. Vibras con la vida. Esto es lo que ha sucedido: has escogido abrirte a ti y al mundo. Y el mundo puede ser el mismo, pero tú has cambiado.

¡Puedes hacer lo mismo en la cama: abrirte! Así de sencillo, así de accesible. Si haces este gesto interior cuando tu hombre te masajee el punto G la próxima vez, abrirte puede convertirse en una explosión, podrá llevarte a lugares jamás imaginados. Y, en cualquier caso, incluso si no tiene lugar un gran acontecimiento, como mínimo te ahorras una buena parte de los sufrimientos descritos en el capítulo 3.

Apoyarse en el hombro de tu compañero

Confiar en alguien es una capacidad que en esta época de individualismo está en crisis. Nuestras abuelas obedecían al hombre, se sometían a su poder patriarcal, pero por dentro le guardaban rencor y se vengaban manipulándolo cuando podían. La represalia más eficaz de una mujer siempre ha sido la de negarle el sexo al hombre o hacerlo depender de ciertas condiciones, con la trágica consecuencia de negárselo también a ella misma. Obedecer no es confiar. Confiar es un acto que se hace por elección, no por imposición.

En la siguiente generación, las feministas se oponían llevando la contra a todo. Pero esto es pasar de la dependencia a la contradependencia, porque si tengo que hacer a la fuerza lo contrario que alguien, siempre actúo contra él. El próximo paso que hay que dar es, por lo tanto, el de sentirse libre dentro de la relación, ni dependiente ni independiente, sino interdependiente. Y lo mismo vale para el hombre.

Si experimentas esta situación al menos una vez, nunca más querrás perderla, porque ofrece un sentimiento de libertad increíble, un inmenso placer en la conexión. Este sentirte libre dentro de la relación acaba, efectivamente, con el viejo dilema de «o con él, pero dependiente, o libre, pero sola» y crea una nueva base para el amor. Dar este paso es la enorme labor de las generaciones actuales.

En la cama, confiar no significa, por lo tanto, ni soportar prácticamente cualquier cosa ni tener continuamente las riendas en la mano. Se trata de un delicado equilibrio entre abrirse a los propios impulsos y a los de la pareja, en un baile armónico, donde uno lleva el paso mientras el otro lo sigue. Y se puede intercambiar el papel. Entonces, quien hasta ahora ha llevado el ritmo se permite seguir al otro, mientras que el que antes seguía ahora es quien marca el ritmo.

En el ejemplo concreto de la mujer que es estimulada en el punto sagrado, confiar significa abrirse por completo a las propias experiencias. El punto G es el centro de la receptividad; por eso es mejor si ella se sumerge en sí misma y deja hacer al compañero. Si como mujer intentas ser receptiva y simultáneamente tratas de dirigir los acontecimientos, se vuelve mucho más difícil. Te contradices a ti misma y el resultado puede ser solamente un desastre, que no depende de tu compañero, sino de ti. Cuando hacéis el amor y él te presiona el punto G, deja que sea él quien marque el ritmo. Tú puedes seguirlo con pequeños movimientos, con diferentes inclinaciones de la pelvis, con una respiración abierta y profunda para ponerte cómoda. De esta forma, puedes añadirle tu estilo a cada penetración y aquellos refinados adornos que transforman vuestro coito en una obra de arte.

Apoyarse en el hombro de tu compañero, tanto en términos reales como en sentido metafórico, está especialmente indicado en los momentos en los que no sabes qué quieres o qué te gustaría. Si en estos momentos le apoyas la cabeza en el hombro, no le pesas, sino que tu relajación creará oleadas que le darán fuerza a él, haciendo que esté mas presente, más centrado en sí mismo.

Eso no significa que estés siempre pegada a él, sino que durante un rato te apoyes en su presencia, que te abandones al no saber y esperes que tu nueva certeza emerja de lo más profundo. Esto no es una derrota, no es una rendición, como comúnmente se interpreta. El error nace de la convicción de que el saber es preferible al no saber. Pero esta es la versión limitada de quien nunca se ha aventurado en lo desconocido. Visto en un cuadro mucho más amplio, el saber conduce a las pequeñas soluciones, las que van bien para el día a día. Del no saber, en cambio, nacen las grandes soluciones, las que cambian la vida. Todos los descubrimientos históricos, las grandes invenciones, nacieron de un momento de no saber, del paso valiente de alguien que se abandonó a lo nuevo. Y lo nuevo pertenece siempre al reino del no saber.

Como has leído en los diferentes testimonios precedentes, como lo has vivido en primera persona si has realizado el masaje, el punto G te lleva directamente a los confines del saber. Y si en ese punto te abandonas, te llevará a la zona del no saber, donde el conocimiento que tenías de ti se verá sobrepasado, impactado, anulado. Y al soltar el lastre de las falsas certezas, de los prejuicios y de los estereotipos estériles, podrás abrirte de nuevo, en lo más profundo. ¡Eso es abandonarse!

Dejar que florezca el corazón

Hasta ahora hemos hablado mucho de sexo y poco de amor.

Amar significa decirme sí a mí mismo y a lo que estoy viviendo, no un «sí» pequeño, sino total, enorme y decidido. Dejarse estimular en el punto G es uno de esos momentos en los que puedes vivir de manera consciente este enorme sí; de hecho, es algo que sucede prácticamente solo, si no te opones. Este sí al emerger de tantas sensaciones transforma el masaje físico en un ejercicio para volverse total, en una experiencia que toca el sexo y lo conecta con la energía del corazón. Se convierte en un masaje que implica a todo el sistema: el cuerpo físico, la psique y el cuerpo energético.

Si, por lo tanto, aún piensas que el sexo se halla en un plano y el amor en otro, esta convicción te costará cara. Si crees que puedes amar dentro de una relación sin abrirte al sexo, te costará aún más caro. En el plano energético, corazón y sexo están íntimamente relacionados. Dividirlos solo es posible si se paga el precio de una separación entre tú y tú, el precio de una dura escisión interior.

> Las investigaciones muestran que la incapacidad de alcanzar el orgasmo o de sentir satisfacción emocional en el acto sexual puede tener un efecto peligroso en el corazón. Un estudio comparó la vida sexual de cien mujeres recuperadas de un infarto agudo en el corazón [...] con un grupo de control de cien mujeres de la misma edad que se habían recuperado de otros males. Se reveló frigidez e insatisfacción sexual en el 65% de las pacientes coronarias, frente al 24% de las otras. Estas cifras son relevantes estadísticamente e indican que la ausencia de satisfacción sexual se debe considerar un factor de riesgo para las afecciones cardiacas en las mujeres».[1]

Lo que es válido para el corazón en sentido anatómico también lo es para el corazón energético y para la capacidad de amar. Se puede decir que «donde el sexo es satisfactorio, crecen las probabilidades de amar y de vivir una vida feliz en pareja. Las relaciones sexuales crean muchas posibilidades de ser íntimos y honestos, de crear una unión amorosa con la pareja».[2]

Como afirma Bert Hellinger en sus cursos de formación: «¡Sin sexo no hay amor!».[3]

Muchas mujeres no lo ven desde esta perspectiva, sino que creen que dentro de una relación de pareja es posible amar sin practicar el sexo o que el amor merece el primer puesto y el sexo el segundo, que aquel es de alguna forma mejor que este.

Preguntamos a las mismas mujeres si se pueden imaginar practicar sexo con un hombre sin amarlo. Si su respuesta es no, quiere decir que ven sexo y amor como íntimamente relacionados; por lo tanto, lo más grave es que en el fondo no aman, sino que solo creen hacerlo.

El amor en el cuarto chakra es una energía que se manifiesta incondicionalmente, que conecta el yo con el mundo, que comprende y que ama. Este amor nunca diría «sí» a sí mismo y «no» al sexo. Si lo hiciese así, crearía una jerarquía entre las energías del ser humano, y al ponerse a sí mismo en lo más alto contribuiría a una dictadura interior más que a una aceptación amorosa. Este extraño tipo de «amor» que mira a la energía de la pareja de arriba abajo, es lo que nosotros llamamos hipocresía. En la relación entre hombre y mujer equivale a una «dimisión interior», a un retiro emocional de la relación, fingiendo que existe, que ama. Es una actitud que, si se prolonga en el tiempo, transforma el jardín de la pareja en un desierto.

Un programa para el placer

Bien, has recibido el masaje en el punto G al menos una vez, quizás has probado las posiciones sexuales junto a tu compañero o te has masturbado en el punto mágico o, si te has vuelto más sensible en este punto, lo has percibido también en otras situaciones.

Al haber dado el primer paso te puedes preguntar también: «¿Cómo continúa el viaje?».

Si el primer masajes ha sido una tragedia, te podemos consolar: ya no puede ir a peor, así que merece la pena volver a intentarlo, ya que aún hay otro por descubrir. Si ha sido una delicia, puedes prepararte para entrar en sus estratos más profundos.

Como recordarás (ver también la pregunta número 9 del cuestionario en el Apéndice), durante el transcurso de una sesión las sensaciones pasan de un malestar inicial a un placer final. Las cosas mejoran con el paso del tiempo. Esta tendencia, típica de una sola sesión, también es válida en periodos de tiempo más largos. Repetir la experiencia te llevará del malestar inicial al placer, o de sensaciones agradables a placeres más profundos, con oscilaciones y variaciones, pero en general con una tendencia placentera.

Escuchemos a algunas mujeres que, tras haberlo realizado en el curso de Tantra, han vuelto a probar más veces el masaje en casa con su pareja. ¿En qué se diferenciaba?

TERESA

Comparado con la primera vez, ahora logro distinguir mucho mejor las sensaciones.

COSTANZA

Se ha vuelto más fácil encontrar el punto mágico y, comparado con antes, ahora también es más placentero.

MIMMA

Tengo más capacidad de abandonarme, un placer mayor y distribuido de una manera más uniforme por todo el cuerpo. De repente la pelvis se ha vuelto más libre.

LUISA

Ahora es mucho más placentero y mucho menos doloroso que la primera vez; percibo más energía circular en mi cuerpo.

RENATA

Con la repetición, el dolor disminuyó y reaparecieron las emociones placenteras que había perdido por culpa de una intervención quirúrgica. Cada vez que me concentro conscientemente en el punto G, veo que la sensibilidad aumenta.

ROSALBA

No noto ninguna diferencia.

GIANNA

Después de la segunda vez, las sensaciones en la pelvis se han hecho más intensas.

ALESSANDRA

En algunas ocasiones el orgasmo se ha vuelto más fuerte.

CRISTINA

Tengo mucha menos sensación de malestar que la primera vez. Ha habido un aumento del placer y de los sentimientos eróticos. También las imágenes han cambiado: se ha vuelto más divertidas.

PATRIZIA

Tras haber recibido masajes periódicos en la vagina y en el punto G, las ganas de orinar han disminuido. Toda la experiencia ha mejorado definitivamente, aunque algunas veces no lograba distinguir entre dolor y placer; ahora se han fusionado en un tercer sentimiento, en una nueva sensación realmente interesante.

ELDA

Se ha vuelto más normal y me siento más a mi aire con esta experiencia. Ahora que la conozco más, se ha convertido en parte de mi vida sexual.

La primera vez el masaje elimina el primer velo; volver a hacerlo quita los demás: cada vez se abre algo, se manifiesta algo. Si te interesa revelarlo por completo, lleva a cabo un «programa para el placer» que, con paciencia y amor, acaba con todos los estratos hasta descubrir placeres más deliciosos.

«Programa para el placer»: te podrá parecer una contradicción que programa y placer sean dos opuestos. De hecho, muchas mujeres están convencidas de que el placer debe ser espontáneo, que ha de nacer de la situación, «llover del cielo», y que, por lo tanto, no se puede programar. Son las mismas mujeres que para alcanzar otros objetivos, como adelgazar, ponerse morenas, eliminar la celulitis, reducir las arrugas, etc., están dispuestas a someterse a toda una serie de torturas sin desilusionarse, siempre que estas metas puedan realizarse sin ayuda. ¿Cómo? ¿De dónde viene la ingenua concepción de que el placer no puede cultivarse, afinarse, nutrirse?

Acuérdate de tu mejor plato, ese que sorprende a los invitados y les hace exclamar con facilidad: «¡Pero qué rico! ¿Cómo lo has hecho? ¿Me das la receta?». ¿Cuántos años has dedicado a hacerlo una y otra vez para conseguir que te salga tan rico? ¿Cuántas veces has probado un poco de esto, un poco de aquello, una cocción diferente, una pizca de... como para que el máximo placer se experimente con un único masaje? Sería un milagro, ¿no crees?

Es un hecho que la realización en el sexo no llega con la primera menstruación, sino que se descubre con cada experiencia íntima, sola o con una pareja. Con el punto G sucede lo mismo.

Para desarrollar el programa que estamos a punto de presentarte hemos recogido nuestras experiencias después de seis años de cursos sobre «La sexualidad consciente» y hemos observado los comentarios realizados por ciento ochenta mujeres mientras sus marejas las estimulaban en el punto G. Aunque fueron ciento ochenta experiencias bastante diferentes y muy individuales, comprobamos algunas características típicas del mundo femenino que se reflejan en este «plan de trabajo» dividido en tres fases.

Aunque, como todas las recetas, no sea rígido en su estructura, conviene aplicarlo con constancia para tener una idea. En este sentido pon primero tus límites. Sin embargo, una vez que hayas decidido tu ritmo personal, síguelo con ese mínimo de disciplina necesario para superar posibles dificultades o tiempos muertos.

Primera fase

En la primera fase, independientemente del hecho de si vives una relación o estás soltera, te aconsejamos que procedas sola. Se trata de experimentar contigo misma sin preocuparte de nadie más, sin atraer o seducir a tu compañero, libre de deberes y de la presencia de un hombre (o de una mujer, si vives una relación lésbica). Sin estar influenciada por implicaciones afectivas, tu percepción será muy diferente y podrás responder con mayor precisión a estas preguntas:

- ¿Qué es lo que realmente me gusta?
- ¿Qué es lo que siento en el clítoris y qué siento en el punto G?
- ¿Qué roce me produce placer y de qué tipo?
- ¿Qué deseos de cambio surgen mientras me estimulo?
- ¿En qué posición me encuentro más a mi aire?
- ¿Qué puedo hacer para estar aún mejor?
- ¿Qué me ayuda a sentirme libre?

Ten en cuenta que estás a punto de comenzar un proceso de liberación de las corazas emocionales relacionadas con tu punto G y de las tensiones crónicas de tu pelvis. Mientras progresas en este programa avivarás tu sexualidad, pero también conocerás diferentes facetas de tu psique y de tu alma.

En esta primera fase podrás elegir entre masturbarte dos veces por semana durante un mes o una vez a la semana durante dos meses, llegando así hasta ocho. También podrás elegir estimularte durante ocho días a diario. Aconsejamos que la duración de esta fase sea de al menos veinte minutos durante las primeras dos veces, mientras que de la tercera vez en adelante puedes dedicar entre treinta y sesenta minutos a cada encuentro contigo misma —de ellos, de diez a quince minutos al punto G.

Hay una razón para estimularte varias veces tú sola, antes de hacerlo con tu pareja: a menudo la primera vez sirve para tomar confianza con este nuevo punto, con el gesto de llegar a él con el dedo, con la posición, con el vibrador; en esta ocasión seguramente estés más preocupada por la técnica que por las percepciones corporales. La segunda vez te puedes dedicar un poco más a lo que sientes. La tercera, centrarte verdaderamente en las sensaciones y experimentar ciertos matices. Y de la cuarta vez en adelante, comenzar a jugar con los aspectos más delicados, a afinar la técnica del masaje y de la respiración, a saborear los diferentes grados de intensidad del placer.

Si las primeras veces no llegas al orgasmo, no te preocupes. Este punto es muy delicado e influenciable, y ya el hecho de tener un programa puede empujar inicialmente al abandono, pero este obstáculo se supera solo, perseverando.

¿Cómo te puedes estimular? Al mirar la pregunta 17 del cuestionario que hay al final del libro, descubrimos algunos detalles sobre cómo las mujeres se estimulaban en el punto G antes de la exploración del curso. Alrededor de un cuarto de ellas (diecisiete de sesenta y cinco) usaba su propio dedo. Diez de las sesenta y cinco mujeres contactaban con el punto G más de la mitad de las veces que se masturbaban, otras raramente lo rozaban y la mitad no lo hacía nunca. El uso de vibradores o bolas (huevos vibradores) es menos frecuente de lo que los hombres piensan y de lo que las películas porno muestran. Por otro lado, muchas mujeres dicen que es más bonito si durante el orgasmo sienten las contracciones rítmicas presionar contra un objeto dentro de la vagina.

Tras la primera vez, las mujeres se vuelven más fantasiosas y comienzan a experimentar también otros métodos. Para este programa puedes usar, en primer lugar, uno o dos dedos. Prueba con el índice, el corazón o el anular, o con una combinación de ellos. Si tu punto G está situado a cierta profundidad y no llegas con el dedo, emplea un vibrador. Existen diferentes modelos, rectos y curvados, finos o gruesos, de plástico duro, de caucho, de silicona o de material acrílico. Para este tipo de investigación aconsejamos un vibrador rígido para poder ejercer la presión necesaria y fino para estimular solo el punto G y no toda la vagina. Hay modelos hechos específicamente para estimular de forma directa el punto, con la punta doblada hacia arriba. Entre estos, los mejores la tienen doblada en un ángulo de alrededor de 45° y la punta dista de la curva alrededor de cinco o seis centímetros. Con esta forma, el vibrador logra girar por dentro del hueso púbico, tocando el tejido también cuando recula debido a la presión. La mayor parte de los vibradores que hay en las tiendas, sin embargo, tiene una punta curvada de apenas un centímetro, que no llega a tocar realmente el punto G. Ante la duda, haz una prueba con el dedo: insértalo y dóblalo sobre sí mismo hasta ejercer una presión firme. Con el dedo cerrado en esta posición, sácalo y mira lo curvado que está: esta es la forma requerida.

Además, incluso si te activas bien con el dedo, puede que prefieras el uso de un vibrador cuando la mano se canse.

En la autoexploración prueba diferentes posiciones: tumbada de lado, sentada sobre los talones, a cuatro patas (o mejor a tres, porque una mano está ocupada en la estimulación), sentada en una silla o en el bidet, etc. Verás que con el tiempo te volverás cada vez más hábil y creativa.

Durante estos encuentros contigo misma, sal de la rutina de las masturbaciones habituales. Al principio puede resultar útil pasar totalmente por alto la estimulación del clítoris e ir, tras las primeras caricias excitantes, directamente al punto G. O, si la excitación externa te ayuda a disminuir las sensaciones desagradables, masajear el clítoris durante un tiempo limitado y pasar posteriormente al punto G, dedicándote a él de forma más prolongada.

En cualquier caso, y esto es importante, llega al clímax exclusivamente con el punto G. Sirve para acostumbrar a tu cuerpo a nuevas fuentes de placer. Para que aprendas un nuevo esquema de placer, es mejor dedicarse exclusivamente a esto, abandonando durante un periodo determinado el esquema anterior.

Durante la primera fase, además, separa completamente la masturbación en el punto G del acto sexual. Si quieres hacer ambas cosas, prevé una pausa en medio, o programa el encuentro contigo misma por la mañana y el que tenga lugar con tu pareja por la noche, o al revés.

Una vez que hayas decidido comenzar el programa, llévalo también a término. Tras haber tomado confianza con el método y las nuevas sensaciones vividas a solas, antes o después encontrarás las dificultades descritas en el tercer capítulo. Sería un verdadero pecado parar en este punto porque, como sabes, tras las montañas áridas, rocosas e inhóspitas, te espera otro paisaje más dulce, suave y lleno de frutos deliciosos. No puede preverse cuando lo alcanzarás, pero cuando estés allí te darás cuenta.

Normalmente estos cambios no tienen lugar de golpe, sino de un modo gradual. Si sigues hacia delante, observarás que las sensaciones irritantes darán paso a las placenteras y que será cada vez más agradable encontrarte contigo misma. Podrías incluso echarlo de menos, si tuvieras que saltarte una «cita» contigo misma. Todo esto te animará a continuar y, pronto, lo que comenzó como un programa se convertirá en un acto de amor hacia ti.

Segunda fase

Cuando lo hayas hecho durante al menos ocho veces sola, puedes pasar a la segunda fase del programa, incluyendo la estimulación del punto G también en el acto amoroso con tu pareja. Eso no significa necesariamente dejar la masturbación, sino que más bien puede transformarse en «algo más» que hace que tu gratificación sexual sea más independiente de tu pareja.

En el capítulo anterior mencionamos las posiciones más adecuadas durante el acto amoroso, es decir, aquellas en las que el pene roza el punto G con cada penetración.

Durante esta fase prueba, antes de hacer el amor o durante los preliminares, a despertar a tu punto G durante cinco o diez minutos solo con el dedo; en el momento de la penetración estarás, por lo tanto, dispuesta a recibir placer con la primera penetración.

Puede ser interesante para el hombre observarte durante la masturbación, de forma que aprenda algo sobre tu sexualidad. Probablemente también lo encontrará excitante.

Como alternativa, puedes pedirle a tu compañero que te estimule con el dedo (o con dos dedos) en la posición supina que ya conoces, y esto es un magnífico preliminar excitante para los dos, desde atrás. En este caso, tú te pones a cuatro patas y él te masajea el punto G con el dedo, presionando, obviamente, hacia abajo. Puedes además tumbarte poniéndote un cojín bajo el vientre y alzando ligeramente el trasero.

Una vez que tu compañero te haya penetrado, continúa centrando la conciencia en el punto G, para continuar tu viaje interior también mientras estás en unión con él. Puedes mover activamente la pelvis hacia el pene, imaginando que la respiración entra y sale a través de la vagina. Interiormente, podrás percibirlo como un movimiento palpitante en la pelvis, que se expande y se retira como una medusa que cabalga en el mar.

En la segunda fase prueba a estimular exclusivamente el punto G durante al menos otras ocho veces, dejando el clítoris para acostumbrar a tu sistema psicofísico al nuevo placer también en los encuentros con tu pareja. Si esto te parece difícil de realizar, separa las veces que llegas al clítoris de aquellas dedicadas al punto G.

Acuérdate de que, para llegar a un orgasmo satisfactorio, la profundidad de la respiración durante toda la estimulación es más importante que la fricción genital. Si respiras profundamente, tu cuarto chakra se despierta, la relación entre tú y tu hombre se refuerza y la intimidad se podrá palpar en el aire.

Si el acto amoroso despierta sentimientos fuertes, inesperados o nuevos, abandónate a ellos, confiando en ti misma y en tu pareja. Respira profundamente a través de los sentimientos que experimentas y lleva su energía en tu corazón.

Tercera fase

Tras haber hecho el amor de esta forma durante al menos ocho veces, puedes entrar en la tercera fase. Esta, a diferencia de las dos primeras, no tiene fin: ahora puedes dejar a un lado todas las instrucciones y seguir tu intuición y la energía del momento, prosiguiendo tu viaje interior apasionadamente.

Puedes centrarte una vez en el punto G, otra más en el clítoris y una tercera alcanzar el orgasmo estimulando los dos al mismo tiempo. Observarás cómo los velos que cubren el punto G (y quizás tu sexualidad en general) se vuelven cada vez más finos. O transparentes, dejando entrever ya el próximo tema que se te presentará en el recorrido. Podría suceder que, hasta ahora, nunca hayas eyaculado, y que un buen día suceda... En ese caso no te asombres, no serás la primera mujer a la que le sucede. Incluso es posible que tras varios años aún encuentres algo por descubrir, algo que antes no estaba listo para mostrarse ante ti, pero para entonces la exploración se habrá vuelto definitivamente placentera. Descenderás por los estratos de la sexualidad más conectados con tu vida, con tu amor, con tu alma.

Te damos algunos consejos prácticos para hacer que este programa sea más fluido y agradable, de forma especial durante la primera fase, pero también en las sucesivas.

Además de las sensaciones desagradables, existe otra tentación para interrumpir el programa, y este enemigo es aún más astuto: son aquellos momentos de vacío en los que no hay ninguna sensación, un desierto emocional que a menudo está acompañado por una serie de dudas: «Pero ¿cómo? ¡Tengo dos dedos en la vagina y no siento nada!», o: «No siento ni frío ni calor; mejor volver al clítoris, ¡allí al menos siento algo!».

En este momento tómate el encuentro contigo misma con más ligereza, comienza a jugar, deja de sentirte frustrada por el hecho de no experimentar nada. No eres frígida, probablemente solo te has hecho a la idea de que debes sentir ciertas cosas, y si estas no llegan parece que no hay nada. Abandónate también al vacío, céntrate en el cuerpo y siente qué hay realmente. El cuerpo percibe siempre las sensaciones, solo hay que escucharlo. ¡Y continúa aunque sea con las pocas que hay!

Otra trampa se opone a la primera. Puede parecer absurdo, pero muchas mujeres se asustan cuando descubren el placer. Mientras trabajan con los problemas, en el fondo se encuentran en terreno seguro: lo conocen bien, se lamentan, pero conviven con él. Sin embargo, cuando llegan a lo bonito, se topan con algo que no saben gestionar. Y se dicen: «¡Pero yo no quiero algo tan fuerte!¡Es demasiado para mí! No me esperaba sentimientos tan devastadores!».

Si, por ejemplo, tras una masturbación te sientes colmada de oleadas, te tiemblan las piernas, percibes el picaporte de la puerta de forma extraña y te sientes distinta, con los sentidos alterados, el pánico podría apoderarse de ti y posiblemente abandones la práctica. Estos fenómenos no significan que te estés volviendo loca, sino que tu sistema psicofísico se ha cargado de una cantidad de energía a la que aún no estás acostumbrada.

Percibirás que, al seguir el programa, cuerpo y mente se habitúan poco a poco al aumento del nivel energético, típico del orgasmo en el punto G. Al contrario que el del clítoris, este comporta una sensación de plenitud y la persistencia de una vibración interior incluso mucho después. No hay nada de qué asustarse, incluso si este efecto dura un día entero.

Te podrá sorprender encontrar un montón de dificultades externas: durante un día de verano hace demasiado calor, pero en invierno hace demasiado frío, si te lo has propuesto para un día de primavera parece un pecado no ir a dar un bonito paseo, y en otoño crees que hay setas y que además son los últimos días de sol.

Después de trescientos sesenta y cinco días poco adecuados para tu placer, merece la pena buscar el motivo en el interior, sacando a ese monstruo que está boicoteando tu sexualidad con miles de excusas.

Antes de comenzar, acuérdate de vaciar la vejiga. Así te puedes dejar ir también ante una posible eyaculación, al saber que no puede tratarse de orina. Y antes de estimular directamente el punto G, no te olvides del preludio. Puede ser un masaje en la vagina, acariciar los labios menores, excitar el clítoris... El nivel de molestia inicial, de esta forma, disminuye notablemente.

Si quieres devolverle a tu compañero el masaje que te da en el punto G, puede ser una idea magnífica hacerle un masaje insólito y amoroso en el pene o en el punto P.

De la misma forma en que la estimulación en el punto P lleva al hombre a estados similares a los que la mujer experimenta en el punto G, el primero puede ser una buena preparación para el segundo. Entonces el hombre vibrará en la misma longitud de onda que su pareja, estará más receptivo y logrará comprender a la mujer también en los momentos más delicados. Encontrarás indicaciones detalladas sobre el punto P en nuestro libro *Tantra, el camino del éxtasis sexual*.

Si como hombre quieres volver a hacer el masaje en el punto G, son ideales las ocasiones en las que podemos convertirlo en un regalo: tu cumpleaños, San Valentín, el día de la mujer, el aniversario de boda, etc. En este caso podéis crear un verdadero ritual, añadiéndole vuestro toque personal, para manifestar el amor recíproco en todos los sentidos.

En la tercera fase puedes añadir otros elementos a placer: por ejemplo, insertar el dedo índice, corazón o anular individualmente; así la mujer será capaz de percibir la diversidad de sensaciones, que pueden ser sorprendentes.

Como hombre, puedes tocar con la mano libre a la mujer en el corazón o sobre el tercer ojo, creando un circuito entre tus manos; hacer vibrar lateralmente el dedo sobre el punto G, en lugar de hacia delante y hacia atrás; presionar con la mano libre sobre los abdominales, sobre el hueso púbico, dejando al punto G literalmente aprisionado; mantener el dedo cerrado, mientras la mujer mueve activamente la pelvis contra tu dedo; estimularla mientras ella gira la pelvis siguiendo el ritmo de la respiración en posición sentada... ¡Se creativo!

Como mujer, en la tercera fase puedes usar la energía que se libera del punto G para equilibrar tu sistema energético. Con la ayuda de la respiración y de las visualizaciones, puedes canalizarla de manera intencionada a las áreas en las que te sientes bloqueada. Si, por ejemplo, a menudo tienes los hombros cargados, puedes imaginar, cuando la excitación ya es alta, que unes internamente el punto G y los hombros con un rayo de luz, una vibración o un sonido que repercute en todo el tronco.

O puedes contraer el músculo pubococcígeo durante la inspiración, imaginando que la energía sexual –bajo la forma de una esfera coloreada– viaja desde el primer chakra hasta la parte tensa; con la espiración relajas de nuevo el músculo y la esfera vuelve al centro sexual. En el momento del orgasmo, finalmente, toda la energía descargada baja por la espalda, liberando las tensiones, mientras tú te abandonas al sumo placer.

Como hombre, probablemente ya te estarás preguntando: «Pero ¿cómo? La mujer disfruta, se abre, se abandona... ¿Y yo qué? ¿Tengo que parecer seguro, fuerte, tenerlo todo bajo control, sujetar las riendas, mientras ella se abandona? ¡No me perece justo! ¿Dónde está mi disfrute, mi transformación?».

Si te asaltan esta u otras dudas, no te preocupes: el descubrimiento del punto G no es un juego que termina con un vencedor y un perdedor, incluso aunque a primera vista pueda parecerlo. Cuando tu compañera se descubre sexualmente, se deja ir, se abandona al propio placer, eso también influencia vuestra vida sexual. Estará más abierta al erotismo, querrá hacer el amor más a menudo, tendrá más cuidado con el propio orgasmo y te librará de la responsabilidad de satisfacerla. ¿Te parece poco?

Muchos hombres aseguran que el masaje en el punto G de la mujer, además de excitarles sexualmente, también toca sus propios sentimientos: se sienten más cercanos a su pareja, más íntimos, más conectados. Energéticamente la siguen hacia un universo femenino fascinante, sorprendente.

Además hay otro factor: cuando, dentro del sistema de la pareja, uno de los dos se deja ir, esto se convierte en una invitación indirecta a que el otro también se abandone. Es un proceso contagioso, un abandono recíproco: ella se abandona a la feminidad de los chakras pares –a sus sentimientos, a su capacidad de amar, a la intuición–; tú, a la masculinidad de los chakras impares –a tu presencia corporal, a tu fuerza, a tu mente racional.

No significa que te vuelvas como ella; más bien ella se vuelve más femenina y tú más masculino. Entonces el viaje de dos se torna sorprendentemente rico, y de esta polaridad nace la unión que todos buscamos: la pasión, el amor total.

FEDERICA
Antes era bastante reservada en el plano sexual, pero tras haber seguido el programa he visto cambiar muchas cosas. Desde que conozco las sensaciones que me esperan, me resulta más sencillo combinar mis sentimientos con las relaciones sexuales. De vez en cuando, cuando mi marido se me acerca y yo no sé aún si quiero hacer el amor o no, le pido que me «toque allí» y él sabe qué quiero decir. Entonces me introduce dos dedos (a mí me gusta así) en la vagina y presiona el famoso punto. Tras varios minutos, una radiación parte de dentro y se difunde por todo el cuerpo. Esto me da un sentimiento de relajación que me permite apreciar cualquier roce, abrirme a él en todos los sentidos. Mis dudas se evaporan y lo hacemos. Cuando luego siento su pene tocarme el punto, el resto sucede sin ansiedad, sin cansancio, sin pensar. Incluso el orgasmo no es ya una ardua escalada hacia la cumbre, sino que

comienza simplemente con contracciones involuntarias que se multiplican en una oleada caliente que me atraviesa y que derrite el hielo existente.

SUSANNA

Un mes después de mi primera experiencia durante el curso, me dije: «¡Hoy lo haré!». Volví a la cama, me acaricié un poco, me introduje el índice y el corazón en la vagina y me maravillé de la presión que requería este suave tejido para estimularse realmente. En cierto punto, cuando comenzaron ciertos pinchazos suaves, empecé a mover la pelvis y a presionar contra los dedos. Las sensaciones se intensificaron y se mezclaron con los suspiros. Era la primera vez que suspiraba mientras me amaba a mí misma. El orgasmo se convirtió en un delicioso oleaje de un mar de sensaciones que acabó al sentir a mi cuerpo expandirse como un puding. Cuando me levanté, me miré en el espejo y me vi guapa, radiante e incluso con menos arrugas. Entonces me dije: «Bien, dedicaré los próximos dos meses a mi placer».

LA PUERTA HACIA EL ESPÍRITU

En el viaje que comenzamos a través de la sexualidad a menudo se nos lleva a pensar que más estimulación equivale a más placer. En el masaje del punto G nos damos cuenta enseguida de que son igualmente importantes la presencia consciente en todo el cuerpo, la respiración consciente y la disponibilidad a abandonarse a las experiencias que percibimos mayores que nosotros.

Entonces nos volvemos cada vez más sensibles, y comenzamos a percibir nuevos mundos interiores, horizontes mentales, vibraciones desconocidas que nos permiten sumergirnos en otras dimensiones, en reinos transpersonales.

Cuando entramos en ciertas esferas que llevan más allá del yo, las definiciones de la psicología clásica no logran experimentarlas, sus palabras no consiguen describir las vivencias que experimentan las personas, porque la psicología no está hecha para estas esferas. Sería como buscar un río africano en un mapa de Europa. El mapa en sí mismo no está equivocado, pero no contiene el objeto, representa un aspecto parcial del planeta que no incluye el río que estamos buscando.

Para describir las esferas transpersonales, necesitamos otros mapas. Las encontramos en el mundo de las psicoterapias y de las religiones, pero a menudo estos mundos son contradictorios y no se pueden comparar el uno con el otro. Por eso se requiere, antes que nada, un mapa que ayude a encontrar el mapa que contiene la respuesta a nuestra pregunta.

Para describir los estratos de la conciencia, usamos el metamapa (o el mapa de mapas) de Ken Wilber, que actualmente está considerado el más universal de los modelos descriptivos de la conciencia humana. La parte del modelo que nos interesa dice en resumen:

La palabra «transpersonal» significa que en el individuo se desarrolla un proceso que en cierto sentido lleva más allá del propio individuo. Se trata de experiencias extracorpóreas, la percepción de un testimonio interior, de un sí mismo no personal, experiencias de clímax, etc. Estos sucesos tienen en común una expansión de los límites entre el sí mismo y el otro, que se sitúa más allá de los confines cutáneos del organismo. El punto clave en la cuestión del límite entre el sí y el otro es que el individuo no dispone solamente de un nivel de identidad, sino que tiene a su disposición más de uno. Estos niveles no son postulados teóricos, sino de la realidad que cualquiera puede observar. Las experiencias transpersonales tienen algunas similitudes con la conciencia de la unión con el todo, pero no se confunden. En la unión con el todo el hombre es igual que el universo, con el Todo Absoluto. Durante las experiencias transpersonales la identidad del sujeto no se extiende por completo hasta el todo, sino que se expande y llega al menos más allá del límite del organismo que está constituido por la piel. No se identifica con el universo, pero su identidad no se limita solo al cuerpo físico».[4]

En este metamapa hay un puesto asignado a cada psicoterapia o sistema religioso, que son mapas de la conciencia humana, cada uno de ellos es capaz de explicar un nivel dado de la identidad e intervenir en él, pero no en el resto.

■ El primer paso afecta a las psicoterapias más comunes, que integran a la persona con sus fantasmas para llevar al hombre a la identidad del yo entendido como una entidad psicomental, a una imagen aceptable de sí mismo (psicoanálisis, psicodrama, análisis transaccional).

- Le siguen después aquellos métodos que nos ayudan a integrar el yo con el cuerpo en un organismo entendido como un sentido corporal de sí (Gestalt, bioenergética, psicología humanística).

- El siguiente paso es aquel en el que el hombre comienza a transcenderse a sí mismo para entrar en las experiencias transpersonales o colectivas (Carl Gustav Jung habla del inconsciente colectivo).

- El último paso, el de unir al hombre con el entorno, entendido como el todo o la divinidad en la identidad absoluta, corresponde, en cambio, a las religiones: vedanta, budismo mahayana, tantrismo, taoísmo y las corrientes místicas (no las populares) del cristianismo, el islamismo y el judaísmo.

Nos referimos a continuación a este mapa cuando distinguimos la experiencia transpersonal de la experiencia mística de unión con lo divino, es decir, cuando distinguimos entre el reino del sexto y el del séptimo chakra. El orgasmo diario no da la posibilidad de acostumbrarnos al abandono, a sobrepasar nuestros límites, entrar en unión con el polo opuesto, abrirnos a lo desconocido. En la casa del yo el orgasmo abre una ventana hacia la transcendencia. El del punto G, al ser de naturaleza implosiva, nos hace además este regalo de forma amplificada.

En estos momentos los sentidos están exaltados y nos permiten abrirnos a imágenes y visiones interiores. Como se ve en la tabla, estas imágenes se presentan en alrededor del 70% de las mujeres (cuarenta y cinco de sesenta y cinco). Algunas de ellas pertenecen a la esfera biográfica y personal, mientras que otras van más allá de la percepción ordinaria del yo.

15.a ¿Has tenido imágenes interiores?

Sí.. 45

No.. 20

Total = 65

15.b Si la respuesta es afirmativa, ¿cuáles?

Recuerdos de la infancia, antepasados,

caras conocidas 9

Colores, luces, llamas, flashes veloces 9

Demonios, serpientes, sombras, máscaras,

brujas, animales 8

Cielo azul, naturaleza muy colorida, paisajes...... 6

Yo dentro de la vagina 4

Cuevas, abismos.. 3

Escenas eróticas surrealistas.............................. 3

Abismos aterradores y espacios divinos, yo en

el espacio 2

Cielo estrellado 2

La vagina como una flor que se abre................... 2

Agua, ríos, mares 2

FABIANA

He visto imágenes de luces difusas, de una mujer en un país exótico con ropas coloridas, de una serpiente que salía de un lugar oscuro, después muchas otras cosas que no recuerdo. En cierto punto apareció una imagen de mi nacimiento. Finalmente solo vi un punto blanco que cambiaba de forma continuamente.

ANGELA

Vi el jardín de mi casa de la infancia, tuve la sensación de buscarme a mí misma de niña, de buscarme y no encontrarme... Después me volví a ver la primera vez que hice el amor: mi novio en la orilla del mar. Yo sentada sobre él y, cuando su pene entra con fuerza en mí, la sangre... Cuando volví a casa, la mirada de mi madre. Comprendí que ella sabía que aquella noche yo ya no era virgen. Además me vi a mí misma varias noches después, tumbada sobre una esterilla en la playa, esperando a que sucediese algo, a que él me penetrase con ardor y pasión.

ESTER

Durante mucho rato vi un rojo palpitante dentro de la vagina. Después emergieron dos imágenes, una estrella de cinco puntas rotando claramente sobre un fondo negro y bajo la estrella una flor carnosa con bordes muy luminosos. Después de un tiempo sin imágenes, pero durante el cual todas palpitaban en la pelvis, apareció una alfombra roja que conducía hacia una columna de piedra con una manzana arriba. Una serpiente se había enroscado alrededor de la columna hasta llegar a la manzana y, cuando la mordió, gotas blancas salieron del fruto, resbalando por la piedra. Si cierro los ojos, lo vuelvo a ver con total claridad, es muy realista, de estilo manierista.

SOFIA

Me veo a mí como una mujer de poder, reina de la naturaleza, y a los árboles como mis aliados. Estoy volando en medio de ellos, hay un leopardo cerca de mí. En el siguiente flash estoy en manos de un brujo poderoso y malvado que no me deja libre. En otro hago el amor con el sol. A mi alrededor hay un gran cielo oscuro y estrellado, con sombras envolventes que me ayudan a impulsarme hacia lo alto.

DIANA

Había una sola imagen: un ala de aire blanco, un haz de aire que me entra en el tórax y lo abre, haciendo que se expanda mi corazón.

En el modelo tántrico estas percepciones se explican así: cuando el centro sexual (o primer chakra) es estimulado durante un tiempo prolongado sin poder desfogarse en un orgasmo explosivo, la energía acumulada tiende a volverse hacia el interior en un orgasmo implosivo. El punto G, además, favorece este movimiento. Si además el canal central está lo suficientemente libre, la energía puede salir hacia arriba y despertar al resto de los chakras. Estos son:

- El segundo chakra, situado en el vientre, relacionado con los sentimientos y con la capacidad de entrar en relaciones íntimas.
- El tercer chakra, en la zona del estómago y del plexo solar, sede de la fuerza personal y de la individualidad.

- El cuarto chakra, emplazado en el centro del pecho, en el corazón, sede del amor.
- El quinto chakra, en la garganta, responsable de la auténtica expresión de sí mismo.

Si la mujer vive de forma equilibrada todas sus capacidades vitales, la energía que parte del centro sexual puede atravesar estos chakras y salir hacia el sexto, situado en el centro de la cabeza, que es la sede de la intuición, de la mente receptiva y de las comprensiones más amplias. Este centro energético, una vez estimulado, nos abre la puerta hacia el estrato transpersonal de la conciencia, introduciéndonos en los llamados «estados alterados de conciencia».

~⌒⊃~

La estimulación del punto G no es el único modo de despertar el sexto chakra, pero es una de las más veloces y simples que conocemos. Existen muchos otros métodos que cada camino espiritual privilegia según sus principios: el ayuno, la oración hecha con todo el corazón, los mantras, la meditación prolongada durante días, el uso de alucinógenos, algunas formas de baile, el éxtasis sexual, etc.

Además de estos estados inducidos, existe también el llamado «éxtasis espontáneo» o «experiencia de éxtasis», que diferentes personas experimentan en un momento de abducción imprevista, sin realizar ninguna práctica específica, por ejemplo, estando en la naturaleza, tumbada bajo un árbol, dando un paseo o en otra situación totalmente ordinaria. Muchos que han experimentado una experiencia así prefieren no contársela a nadie porque temen que los tomen por enfermos. Hasta que con el tiempo ellos mismos la olvidan, confinándola de nuevo, por desgracia, al reino del inconsciente.

21. ¿Conoces otras experiencias que tengan similitudes con el orgasmo en el punto G? Si la respuesta es afirmativa, descríbela brevemente:

Experiencias en la naturaleza 12

Meditación.. 8

Sueños.. 6

Fumar cannabis indio 6

Con una respiración profunda y acelerada 3

Durante el sexo anal... 1

Cuando estaba muy enamorada 1

MARIA GRAZIA

De joven me acerqué a los alucinógenos, como el LSD, y experimenté sensaciones muy similares al orgasmo en el punto G: la conciencia tan clara, la mente tan veloz, poder ver y casi tocar los pensamientos. Incluso los sueños y ciertos momentos en la naturaleza me han dado sensaciones y emociones parecidas a las que siento cuando hago el amor.

BARBARA

Una vez, en un país donde estaba permitido, probé las setas alucinógenas llamadas psilocybe. ¡Madre mía, qué viaje! Nada de todo lo que era real seguía siéndolo. Veía la viga del techo sobre mi cabeza transformarse en algo blando que se doblaba, observé durante no sé cuánto tiempo la hoja de una planta ante la ventana, completamente absorta en su verdor, un verdor estupendo atravesado por una luz áurea que creaba halos alrededor de su contorno. Cuando cerraba los ojos, las imágenes continuaban: diablos y monstruos naranjas me atacaban y me reducían a lo esencial, royéndome la carne de los huesos, pero sin hacerme daño. Viajé a reinos divididos por un velo de aire, cosas de otro mundo. Cuando caminaba, cada paso que daba retumbaba desde la pierna en ondas sinuosas hasta la cabeza, era toda una. Pero lo que más me reconfortaba es que mi conciencia era diez veces más clara, e incluso tenía los sentidos más abiertos y las experiencias estaban amplificadas, podía gestionar los efectos en casi cualquier momento. No era víctima de una sustancia, sino que mi conciencia interactuaba con ella.

Con el punto G fue idéntico: la misma brillantez de las imágenes, los sentidos igual de alterados. Veía un cielo de un azul intenso que en una línea clarísima contrastaba con la arena dorada del desierto, mientras fluctuaba sin peso en un espacio de luz, una luz suave que me envolvía y me penetraba simultáneamente. Cada idea, cada movimiento de la mente se manifestaba tres veces: en un cuadro irreal, en una sensación de radios y ondas en el cuerpo y en una música que me rodeaba. Cuando finalmente me comí un bombón, fue una experiencia más rica y gustosa que todo un menú.

Si no quieres esperar a que una experiencia así llegue de forma espontánea, dispones de diversos métodos practicados desde hace siglos o milenos en varias escuelas. En el Tantra canalizamos la energía sexual hacia el corazón para unirse con el amor, y aún más alto, hasta despertar el sexto chakra, situado en el centro de la cabeza, en el tercer ojo. Entonces se abre la puerta hacia las intuiciones profundas, aquellas comprensiones que llegan como luces y hacen que todo se vuelva claro, resolviendo en un instante cuestiones que durante meses o años nos han llevado de cabeza en forma de preguntas o conflictos interiores.

Con esto no queremos decir que el sexo constituya para todas las personas un acceso privilegiado a la conciencia transpersonal y a lo divino; solamente lo es para los individuos pasionales, que ya en parte se identifican mucho con su sexualidad. Entonces este aspecto del ser puede impulsar a la conciencia a abrirse en un gesto de enorme abandono.

Además de la del punto G, el Tantra conoce muchas otras prácticas y meditaciones que esencialmente siguen los mismos principios para despertar el estado más profundo de la conciencia:

- Fíate de la experiencia y vive las sensaciones como las percibe tu cuerpo.
- Abandónate a tus vivencias, llévalas en tu corazón sin interferir con la mente.
- Permanece consciente, observando todos los fenómenos como un testigo.

A estos principios generales se les suman tres pequeñas ayudas:

■ Sigue los ritmos, tanto al principio como al final, no mires solo los momentos más exaltantes, más deseados, no te aferres a los momentos de éxtasis olvidando los básicos. ¡Donde hay montañas también hay valles! Y esto también sucede en la relación, en el amor, en los estados de conciencia alterada, en el recorrido espiritual...

■ Las experiencias que estamos tratando en este capítulo tienen ritmos largos. Muchas ven imágenes durante el primer masaje en el punto G, pero pocas de ellas son transpersonales. Si no vives estas experiencias durante los ocho masajes de tu programa para el placer, no quiere decir que estos reinos te estén vetados, sino que en este momento las temáticas personales son preponderantes y por eso se afrontan como prioridad.

■ Confía en tus experiencias si durante el masaje G tienes intuiciones que te dicen algo, que te hacen reflexionar, si descubres pensamientos jamás tenidos hasta ahora, sensaciones que continúan vibrando o imágenes que te muestran tu vida bajo una nueva luz; acéptalas como regalos, como ocasiones para salir de las habituales circunstancias binarias, para volver a pensar en tu vida, para liberarte de los conceptos habituales que ya han formado un sistema cerrado. Por eso no te precipites a la hora de colocarles una etiqueta o de atribuirles un significado: no pongas los nuevos impulsos en las viejas casillas. Déjate acompañar por la maravilla hasta que dure.

Con el masaje del punto sagrado puedes entrar en la cualidad intrínseca del principio femenino, es decir, la cualidad de ser receptiva. Aunque esto no es suficiente en muchas ocasiones de la vida, porque se requiere también tu parte activa, en el reino transpersonal es el mejor vehículo. Tanto las mujeres como los hombres, cuando llegan a este nivel de consciencia, se sintonizan con el principio receptivo. Significa recibir las imágenes y las sensaciones tal y como llegan, abrirse a ellas sin seleccionarlas, sin influenciarlas, sin moldearlas a placer.

El viaje en estas esferas requiere también equilibrar la conciencia con los fenómenos aislados. Es un equilibrio sutil, semejante a caminar por la cresta de una montaña. Sirve abandonarse a los hechos aislados, pero es necesario al mismo tiempo mantener la posición neutral de la conciencia que no se identifica con los fenómenos. Pongamos un ejemplo: si durante el masaje aparece la visión de miles de serpientes que se mueven por el suelo y no puedes dar un paso sin pisar alguna, si ves brujas, abismos aterradores u otras escenas horribles, mantener la mente clara es un don que se necesita especialmente. No te dejes llevar por el pánico por aquello que veas, incluso si sus colores hacen que te parezca real. Puedes observar tus reacciones, por ejemplo, la respiración que se bloquea, el cuerpo que se estrecha, el corazón que late, pero no te identifiques con todo esto. En cuanto lo hagas, las cosas empeoran y del sexto chakra caerás al miedo del primero. Además, tampoco sirve ponerse en una posición tan alejada de los fenómenos exteriores que no sientas nada, porque al hacer esto matarás la experiencia: serás un trozo de piedra, de granito, sin vida.

En el caso de los fenómenos placenteros, como las visiones de bellos paisajes, de cielos estrellados, de escenas eróticas, sucede lo mismo. En cuanto te identifiques con lo que ves, se bloquea el proceso; evita sumergirte en esos estratos, no te permitas ir más allá.

Como ya dijimos al inicio de este capítulo, lo transpersonal se expande más allá de los límites del cuerpo. No es una metáfora, sino una sensación efectiva, la clara percepción de que mi identidad no acaba con la piel, sino que continúa en el cuerpo energético (o aura) y que este cuerpo energético puede tener varias dimensiones. Prácticamente significa que el paso de la identidad personal (mente y cuerpo) hacia la identidad transpersonal equivale a la sensación de expandirse. Una experiencia que generalmente se percibe como placentera hasta cierto punto, similar al hecho de relajarse durante un buen día de vacaciones. Sin embargo, si nos expandimos más, lo percibimos como irritante, molesto o incluso doloroso, en un sentido sutil del dolor. Si te acuerdas, son exactamente las mismas sensaciones de las que las mujeres se quejaban durante la primera fase del masaje en el punto G. Este camino es, por lo tanto, una vía rápida para llegar a lo más profundo del propio ser, porque actúa directamente sobre el cuerpo energético y lo impulsa literalmente hacia un mayor placer. Para quien está acostumbrado a contener y a controlar su propia energía, este «exceso de placer» en cambio, se vuelve doloroso. Algunas mujeres lo han descrito usando expresiones como «placer al límite de lo soportable» o «dolor y placer en uno».

El viaje a través de los estratos transpersonales no es un paseo. Como puedes intuir, no tiene nada que ver con el tipo de «espiritualidad» un poco aburrida de algunos gurús de la New Age, que repiten con el mismo tono apagado frases hechas como: «Relájate, acéptate, sé positivo», parecidas a las de ciertos sacerdotes que en el pasado predicaban: «No peques, ama al prójimo, reza», de manera abstracta, sin tocar realmente el alma.

La vía del espíritu no es una renuncia a la intensidad para refugiarse en un mundo ahogado de incienso, palabras sedantes y sonrisas continuas, sino que se trata de sumergirse en las olas de la vida en todas sus formas o, como dice nuestro maestro Daniel Odier:

> Para los maestros de diversas tradiciones tántricas, la pasión es un elemento indispensable para la búsqueda espiritual y para la plenitud de la vida. Para ellos todo es movimiento, expansión y contracción, disfrute, creatividad, ardor. Además, para dedicarse a la meditación, mantienen que se requiere una cierta dosis de excitación (*harsa*).[5]

Muchas personas hacen esta asociación: sexo = intensidad; espíritu = paz. Es cierto que los maestros espirituales vivos emanan una profunda paz y una total sintonía con la vida, pero lo que muchos no ven es que esta paz es vibrante, ardiente, llena de intensidad. No se parece, en absoluto, al estado de atontamiento semiadormecido que se imagina comúnmente.

Finalmente, para quien se aventura por este sendero, muchas experiencias son de todo menos pacíficas. Tras haber pasado años en el recorrido tántrico, somos más propensos a invertir la asociación anterior en: sexo=paz;

espíritu=intensidad. En este sentido, la práctica de estimular el punto G se acerca más a una experiencia espiritual que a una sexual. Prepara el terreno para el próximo paso: dejar ir a todas las identificaciones para sumergirte en el espacio, en lo universal, en lo divino.

Como hemos visto, las experiencias transpersonales tienen alguna similitud con la conciencia de la unión con el todo, pero no son lo mismo. Ver imágenes y tener visiones que llegan desde lo profundo no significa estar unido con la divinidad, como ver a la Virgen no significa necesariamente ser un santo. En la unión suprema desaparece también el último límite; por eso el hombre está invadido por lo divino, como lo describen los místicos cristianos, o el «cuerpo se funde totalmente con el espacio»,[6] como afirman los tántricos. En la no-dualidad cesan las distinciones entre dentro y fuera, sujeto y objeto, yo y el mundo.

La estimulación del punto G puede conducir a la conciencia de la mujer que se abandona a estados alterados, hacia conocimientos que pertenecen al saber colectivo, al contacto con símbolos arquetípicos. Puede abrir una puerta a las experiencias transpersonales en general, pero no puede hacer nada para acabar con el último límite, por pasar del sexto al séptimo chakra. Es imposible que este paso, por su naturaleza, se dé con la voluntad, con una práctica, con una técnica.

La práctica descrita en este libro te puede acercar, te puede preparar para la comprensión de que lo que llamas «yo» no es nada estable, sino algo extremadamente maleable, que en un caso extremo se puede elegir también. Te puede llevar al reino del sexto chakra, a la antecámara del último paso. Pero una vez allí, ya no hay nada que hacer. Solo puedes permanecer en este estado de conciencia muy fino y esperar. Esperar la gracia de que otro espacio se abra. Una vez aquí, no depende ya de ti. Se te pide el enorme gesto del abandono, del abandono completo. Esta vez es total: no a tu compañero, sino al todo.

Nosotros, los autores, no te podemos guiar más en este trayecto del recorrido, porque nosotros mismos no lo conocemos ni tenemos ningún ejemplo para momentos breves, nada de nada. Para darte una idea de lo que estamos hablando, solo tienes que plantearte una pregunta: ¿en qué medida me abandono a mi compañero, a la persona en la que más confío, a la persona que más me ama, que me conoce como ninguna otra? Bien: si abandonarme a él ya es así... ¿cómo será ahora abandonarme completamente a todo?

Tras haber descrito brevemente el recorrido tántrico, volvemos de nuevo al punto de partida, al momento presente, exactamente ahí donde estamos.

Cada uno de nosotros se halla más o menos dividido en su interior. Si cierras los ojos para escuchar mejor a tu cuerpo, notarás con claridad que, en el estado ordinario, las diferentes partes, de la cabeza a los pies, no están invadidas de forma ecuánime por aquella energía sutil a la que llamamos *prana* o energía vital, sino que su percepción es heterogénea: una está contraída, la otra relajada; una te da sensación de plenitud, la otra de vacío; a una la percibes con intensidad, otra está desligada del resto o incluso es inexistente; una es fluida, otra es dura como un trozo de madera... El estado al que llamamos «normal» está en verdad fragmentado, desequilibrado, neurótico, mientras que muchos de los llamados «estados alterados de conciencia» se encuentran más cerca de lo que se cree de la unidad del ser, de la integridad, de la esfera de la conciencia.

La meditación sirve para llevarte hacia el estado homogéneo, que hace que todo tu cuerpo vibre en una única frecuencia, te hace sentir que estás entero, que eres todo de la misma pasta. Esta unión logra que todo el cuerpo pueda expandirse en el espacio que te rodea, unirse íntimamente a tu compañero, a los objetos que tocas, a las personas con las que estás en contacto; en una unión que parte del cuerpo y se expande en un espacio cada vez más amplio hasta alcanzar lo universal, lo divino. No se basa en un credo religioso, sino en una vivencia real, donde la unión interna se refleja en una unión con la divinidad o, como lo expresa el místico cristiano Meister Eckhart:

> *¡Oh alma mía, sal fuera, Dios entra!*
> *Hunde todo mi ser en la nada de Dios.*
> *¡Húndete en el canal sin fondo!*
> *Si salgo de ti, tú vienes a mí,*
> *si yo me pierdo, a ti te encuentro.*
> *¡Oh bien más allá del ser!*[7]

14.a. ¿Has experimentado «espacios interiores» o estados inusuales?

Sí.. 52

No.. 13

Total = 65

14.b. Si la respuesta es afirmativa, ¿cuáles?

Llenar todo el espacio, sentirme grande, expandida, abierta, liberada 12

La procedencia de este encuentro divino se halla, por lo tanto, dentro del cuerpo físico, con la percepción de las diferentes partes y las sensaciones que tienden a unirse, a entrar en sintonía. El masaje en el punto G no es solo un indicio de este paso, sino una verdadera contribución.

Incluso sin alcanzar estos niveles, las experiencias descritas a continuación le dan, sin embargo, a la mujer un buen comienzo para encaminarse en esa dirección. Le muestran un estado amplio e impersonal, donde se puede abrir a lo que hay más allá de los límites habituales de la conciencia, donde ya no se identifica con un objeto externo ni con un objeto interno, sino que toma confianza al sentirse una con el espacio. Se acostumbra así a ese estado de conciencia al que los budistas llaman «la vacuidad» y que los tántricos denominan sencillamente «el espacio».

SILVANA

En los momentos en los que me sentí profundizar permanecía completamente despierta, pero en un espacio que no estaba bien definido: muy grande, oscuro, aterciopelado. Era como visitar un lugar «amigo», ya conocido en otro tiempo, en tiempos antiguos.

ANNA MARIA

Tras varios momentos de contracción en todo el cuerpo, me pareció haber caído en un lugar oscuro que después se volvió de color azul con flashes blancos. Me pareció que estaba sumergida en un líquido amniótico y que flotaba lenta y delicadamente de un lugar a otro. Visualmente, parecía un lugar hecho de nubes; en el plano táctil, parecía hecho de agua.

OLGA

Mi cuerpo sabía qué hacer y realizaba respiraciones enormes; mientras, había otra parte de mí que se percataba de este hecho, sabía que no debía intervenir y se sorprendía. En ese momento entré en unos lugares inmensos, me parecía cabalgar en el universo, ser una de las numerosas estrellas; me movía en el espacio de una forma rapidísima, como los pensamientos. Después, había algo mucho más grande que todo esto, algo que no sé cómo describir exactamente con palabras.

RITA

El silencio, el sonido de mi silencio, los colores, las luces de mi silencio interior.

A través de un único punto te puedes conectar con un espacio más grande, o como expresa el *Vijnanabhairava tantra* (el tantra del conocimiento supremo), al referirse no solo al punto G: «Toma una parte de tu cuerpo y, a través de este único punto, accede al reino luminoso de Bhairava (un aspecto de Shiva)».[8]

Al contrario que en el caso de otras experiencias místicas alcanzables solamente con la meditación, con técnicas de respiración o visualizaciones, la práctica de estimular el punto G nunca puede hacer que te vuelvas ajena al mundo. No te permite refugiarte en algún juego esotérico, al que podrías confundir erróneamente con la meditación. El punto G, al estar situado en el primer chakra, se halla estrechamente conectado con la fuerza de la Tierra, elemento que siempre ha estado muy cercano a las mujeres. Te da, por lo tanto, un sentimiento de enraizamiento que te permite volar sin perder nunca el contacto con el cuerpo, con la realidad.

Así, es comprensible que el punto G en el *Ananga Ranga* se llame *saspanda* o «punto sagrado», «punto de la felicidad». No se trata de una exageración o de una metáfora puramente poética, sino de un acceso práctico y real a los estados alterados de conciencia que a su vez, si se combinan con la conciencia de la meditación, te preparan para el próximo paso: la unión con la divinidad.

A los cristianos, que desde hace siglos están acostumbrados a oponer sexo y espíritu, comenzar un recorrido religioso en la vagina de la mujer podría parecerles un sacrilegio. Por otra parte, cada uno de nosotros, seamos hombre o mujer, hemos tocado al menos una vez en la vida el punto G de una mujer. Y lo hemos hecho no con un dedo, sino con todo el cuerpo: cuando nuestra madre nos trajo al mundo. Si allí empieza nuestra vida individual en el cuerpo sobre esta Tierra, ¿por qué no puede ser también el lugar para salir de los límites angostos de nuestro organismo y de nuestra individualidad? No es casual que Gustave Coubert titule su famoso cuadro al óleo de la pelvis de una mujer *L'origin du monde*: allí comenzaste tú, allí comenzó tu mundo.

Para otras religiones más tolerantes, que se basan en experiencias sensoriales practicables por cualquiera en lugar de en un credo abstracto transmitido, la vulva de la mujer forma el altar de la veneración. Además, cualquier experiencia humana puede constituir un acceso a lo divino, ya que todas son emanaciones suyas. Por eso, el camino de la meditación y de la oración tiene tanto valor como el camino de las *asanas* (posturas del *hatha yoga*), de los *mantras* (sonidos), del *pranayama* (respiración) y del *maithuna* (unión sexual). Y la experiencia de quien lo ha recorrido da testimonio de la validez de este enfoque.

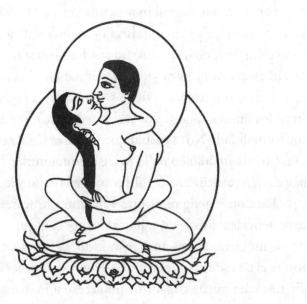

Cursos de Tantra

S i te han surgido preguntas personales sobre la sexualidad, sobre la relación de pareja, sobre la meditación, nos puedes llamar por teléfono o consultar la página «Preguntas y respuestas» de nuestro sitio web y realizar una consulta *online*.

Si al leer este libro has encontrado una frase que te ha hecho reflexionar, un momento en el que has dicho: «Ah, sí...», tal vez un curso de Tantra te podría ayudar a realizar también otros deseos, como conectar tu sexualidad con el corazón, reforzar el amor, hacer que la comunicación sea más auténtica, comprender las dinámicas afectivas con el otro sexo, conocer las energías de los chakras o aprender a meditar. Nos puedes llamar o consultar:

Elmar y Michaela Zadra
Instituto Maithuna S.F.L.
Villaggio Upacchi 51 – 52031 Anghiari (AR)
Tfno. 0575-749330 –www.maithuna.it

Apéndice

Estadísticas: los datos de nuestra Investigación

Tras haber observado durante seis años en cursos de Tantra las reacciones de ciento ochenta mujeres durante la estimulación del punto G, les distribuimos a sesenta y cinco de ellas el siguiente cuestionario, compuesto por veintiocho preguntas. Algunas están subdivididas en más de un punto para obtener información más detallada. Los sujetos eran mujeres que participaron en el curso «La sexualidad consciente». Estas mujeres y sus parejas, al haber participado en otros cursos antes que este, se conocían entre ellas; por eso tenían bastante confianza a la hora de expresar sus propias emociones y mostrarse en situaciones íntimas también en público. Todo el masaje duró alrededor de cuatro horas (ver el capítulo 2), y el punto G fue estimulado entre veinticinco y treinta minutos. Las preguntas de la 1 a la 5 se distribuyeron primero, y de la 6 a la 28 tras el masaje en el punto G.

Combinamos preguntas cerradas con otras abiertas para revelar tanto datos comparables como expresiones más personales –a veces casi poéticas– sobre la experiencia subjetiva de las mujeres. Las respuestas a las preguntas abiertas y a algunas preguntas cerradas, en resumen, no dan el total del grupo, es decir, sesenta y cinco, porque las mujeres no respondían siempre, o a veces daban –donde estaba permitido– respuestas múltiples.

Las respuestas parecidas en la pregunta abierta fueron, al final de las estadísticas, reagrupadas por nosotros en una única categoría. Por ejemplo, los términos «paz», «silencio», y «tranquilidad» formarán una única categoría. Para minimizar el margen de interpretación renunciamos, sin embargo, a darle un nuevo nombre a esta clase, reflejando las tres palabras tal y como fueron usadas por las mujeres.

En algunos casos, al reagrupar las expresiones, tuvimos que mediar entre la cita literal y la fluidez en la lectura. Para no perder la originalidad de algunas descripciones muy individuales, las hemos reflejado en los testimonios dentro del libro. Cuando la mujer en una misma respuesta marcaba dos sensaciones o sentimientos opuestos, como a menudo sucedía, no las compensamos, sino que tuvimos en cuenta ambas, ya que la presencia de percepciones diferentes o la oscilación alternante entre un sentimiento y otro es un fenómeno típico en relación con el punto G.

Tras haber reflejado extractos del cuestionario dentro del texto para ilustrar poco a poco los diferentes aspectos del masaje en el punto G, lo presentamos aquí íntegramente. De esta forma, querida lectora, tendrás la posibilidad tanto de seguirlo en su evolución de las condiciones iniciales a las consideraciones finales de las mujeres entrevistadas, como –¿por qué no?– de hacerlo tú misma mientras llevas a cabo tu recorrido personal de investigación y descubrimiento.

ANTES DEL MASAJE

1. ¿Cuántos años tienes?

21-30 años	5
31-40 años	31
41-50 años	27
50 años o más	2
Total = 65	

2. ¿Has tenido uno o más hijos?

Sí	24
No	41
Total = 65	

3. Vives tu sexualidad prevalentemente en forma:

Heterosexual	48
Contigo misma	12
Bisexual	4
No la vivo actualmente	1
Homosexual	0
Total = 65	

4. ¿En qué medida estás satisfecha con tu vida sexual actual?

Muy satisfecha 9

Satisfecha 21

Un poco satisfecha... 22

Insatisfecha.. 13

Total = 65

5.a ¿Conoces el punto G?

Sí.. 53

No... 12

Total = 65

5.b Si la respuesta es afirmativa, ¿de qué forma?

He leído o he oído hablar de él............................ 32

He tenido una experiencia corpórea concreta 19

Tengo una vaga idea o sensación 13

DESPUÉS DEL MASAJE

6.a ¿Cuál es tu tipo anatómico según la vía chamánica?

Loba 13

Loba-danzante 7

Gacela... 3

Cierva.. 9

Zorra.. 1

Oveja... 8

Oveja-danzante 2

Búfala 11

Búfala-danzante 1

Osa 3

Danzante 6

No lo sé 1

Total = 65

6.b ¿Cuál es el tipo anatómico de tu pareja (si la tienes actualmente)?

Caballo 4

Caballo-danzante 1

Ciervo 3

Ciervo-danzante 1

Carnero 2

Coyote 3

Coyote-danzante 2

Oso 4

Oso-danzante 4

Danzante 12

Tengo más de una pareja o no tengo ninguna 29

Total = 65

7. ¿Qué fue nuevo para ti en la experiencia del punto G durante el masaje?

Haberlo encontrado con precisión 20

Una enorme variedad de sensaciones con

altibajos 8

Todo era nuevo, fue la primera vez 7

El espacio interno profundo y excitado 6

Miedo, tensión y dolor 5

Contactar con el punto G sin penetración 5

8. ¿Qué has percibido físicamente…

8.a …en el punto G?

8.b. …en los genitales?

8.c. ...en la pelvis?

8.d ...en otras partes del cuerpo?

8.e ¿Son las sensaciones en el punto G diferentes a las sensaciones en las paredes vaginales limítrofes?

Sí... 59

No... 0

No contesta 6

Total = 65

8.f Si la respuesta es sí, ¿de qué forma?

Sensaciones amplificadas, más fuertes, más a
flor de piel, más intensas 13

Sensaciones más focalizadas, más claras y
precisas.. 12

Ganas de orinar, calambres, pinchazos,
quemazón, dolores... 11

Más disfrute, más erotismo, más placer, más
éxtasis 9

Más excitación y más fuerte 8

Las sensaciones se extienden por todo el
cuerpo 7

El placer llega al límite de lo sostenible 6

El placer es más extenso y más profundo 3

Más sensibilidad, pero también más malestar..... 2

Espasmos 1

9.a ¿Han cambiado las sensaciones corporales durante la estimulación del punto G?

No... 4

Sí... 54

No sabe, no contesta... 7

Total = 65

9.b Si la respuesta es afirmativa, ¿cómo eran al principio, en medio y al final?

De un malestar inicial a un placer final 14

Una alternancia continua entre malestar y placer 4

Las sensaciones se expandían cada vez más por el cuerpo 3

Las sensaciones se intensificaron, se amplificaron con el tiempo 3

Alternancia de molestias 2

Alternancia de placer... 1

10. ¿Qué sensaciones eran placenteras?

El contacto, recibir tantas atenciones, las caricias 11

Todas las sensaciones 11

Alegría, dicha, ligereza, felicidad......................... 9

Apertura, excitación, abandono, expansión 8

Puro placer.. 5

Vibración, cosquilleo, escalofrío.......................... 4

Apertura en el tórax, liberación............................ 3

Calor.. 3

Silencio interior, sentimiento de unión 3

Olas que se propagan, un fluctuar....................... 3

Un sentimiento de poder 2

11. ¿Qué sensaciones eran desagradables?

Quemazón y ganas de orinar 15

Contracción, presión, tensión 15

Excesiva electricidad, dolor, pinchazos 12

Malestar, impaciencia, nerviosismo, fastidio 8

Vibraciones fuertes, pulsaciones 3

Miedo, violencia, agitación 3

12.a ¿Hubo dificultades?

Sí 50

No 15

Total = 65

12.b ¿Temores y miedo? ¿Cuáles?

Miedo al dolor o al malestar 13

Miedo a perder el control, a hundirme 10

Demasiado placer, demasiadas sensaciones,
demasiada intensidad 6

Preocupación por el bienestar de mi pareja,
malestar por él 6

Temor a no sentir nada 4

Miedo a orinarme 3

Miedo a explotar de ira 2

Miedo a que el dedo no entrase 1

12.c ¿Vergüenza? ¿De qué?

De que me vieran así, con las piernas abiertas ... 15

De humores y olores, de la menstruación 3

De mostrarme demasiado abierta, como una
prostituta 3

12.d ¿Voces que coartan? ¿Cuáles?

No lo lograré. No me lo merezco. ¿Soy
insensible? 12

Soy demasiado para él. Mi pareja no está a

la altura 4

Es demasiado, Ya no quiero más. Es mejor

dejarlo 3

No es posible disfrutar tanto 3

¿Qué estoy haciendo? 2

¡Debo permanecer presente y atenta! 1

Eyacular es desagradable 1

13.a ¿Has experimentado sentimientos, emociones?

Sí 51

No 14

Total = 65

13.b Si la respuesta es afirmativa, ¿cuáles?

Amor por el cuerpo, compasión, ternura,

emoción y gratitud 20

Tristeza, llanto profundo 15

Desesperación, vulnerabilidad, sentirse sin

vía de escape 14

Ira 13

Felicidad, alegría, liberación 10

Miedo 7

Silencio interior, tranquilidad, paz, fusión con

el mundo 6

Fuerte confusión 3

Confianza 2

14.a ¿Has experimentado «espacios interiores» o estados inusuales?

Sí	52
No	13
	Total = 65

14.b Si la respuesta es afirmativa, ¿cuáles?

Llenar todo el espacio, sentirme grande, expandida, abierta, liberada	12
Volar sobre las nubes, una ligereza difusa, un fluctuar	10
Sentido de integridad en todo el cuerpo, de plenitud	6
El cuerpo se vuelve vacío, con comprensiones profundas	6
Estar en lo más profundo de mí	5
Una felicidad completa, la pérdida placentera de los límites	4
El sonido de mi silencio	4
Rebelión, división en mi interior	3
Estar proyectada en el espacio, un espacio antiguo, amigo	3
Sentirme completamente abierta	3
Reconocer algo demasiado grande	2

15.a ¿Has tenido imágenes interiores?

Sí	45
No	20
	Total = 65

15.b Si la respuesta es afirmativa, ¿cuáles?

Recuerdos de la infancia, antepasados, caras

conocidas 9

Colores, luces, llamas, flashes veloces 9

Demonios, serpientes, sombras, máscaras,

brujas, animales 8

Cielo azul, naturaleza muy colorida, paisajes...... 6

Yo dentro de la vagina 4

Cuevas, abismos.. 3

Escenas eróticas surrealistas.............................. 3

Abismos aterradores y espacios divinos, yo en

el espacio 2

Cielo estrellado 2

La vagina como una flor que se abre................... 2

Agua, ríos, mares 2

16. ¿Cómo te sentiste después del masaje?

Bien y enriquecida, satisfecha y contenta 17

Completa, unida, profunda, satisfecha, contenta

conmigo misma 16

Enfadada, desilusionada, consternada, con

dudas sobre mi compañero 14

Cansada... 12

Muy relajada... 11

Cargada, vital, fuerte, valerosa............................ 10

Ligera, fresca, burbujeante.................................. 9

Liberada 7

Maravillada, sorprendida, impactada, un poco

ebria 6

Serena, feliz, alegre 6

Suave, receptiva, envuelta por un calor

reconfortante 6

Abierta, dilatada 4

Tranquila, triste y conmovida.............................. 3

Amorosa y en armonía con mi compañero 1

17. ¿Has tenido otras experiencias en el punto G antes del masaje durante este curso…

17.a …con el dedo de tu pareja?

Sí.. 22

No... 34

No contesta 9

Total = 65

17.b …durante la masturbación, con tu dedo?

Sí.. 17

No... 34

No contesta 14

Total = 65

17.c …con el vibrador o las bolas?

Sí.. 9

No... 41

No contesta 15

Total = 65

17.d …junto con la estimulación del clítoris?

Sí.. 18

No... 28

No contesta 19

Total = 65

17.e ¿Cuántas veces, en porcentajes, contactas con el punto G durante la masturbación?

100%	3
75%	2
50%	5
25%	8
10%	8
Nunca	32
No sabe, no contesta	7
	Total = 65

18.a ¿Se estimula el punto G cuando haces el amor?

Sí	32
No	30
No lo sé	3
	Total = 65

18.b Si la respuesta es afirmativa, ¿cuáles son los factores más importantes para percibirlo?

El grado de relajación	26
La posición en la que se hace el amor	24
La libertad para mover la pelvis	22
El grado de confianza con el compañero	14
El tiempo que puede dedicarse a la estimulación	10

18.c Si la respuesta es afirmativa, ¿en qué posición?

Él me penetra desde atrás	11
Yo estoy sobre el hombre	9
En la del misionero, yo debajo con las piernas elevadas	4

De lado, con una inclinación precisa,

usando un cojín 2

18.d Mientras haces el amor, ¿realizas algo de forma intencionada para estimular el punto G?

Sí.. 14

No... 31

No contesta 20

Total = 65

18.e Si la respuesta es afirmativa, ¿qué?

Restriego y muevo la pelvis................................. 6

Busco un ángulo preciso 2

Hago que la penetración sea lenta 1

Presiono con el dedo sobre el pubis.................... 1

Hago contracciones hacia dentro 1

18.f ¿Cuántas veces se estimula el punto G mientras haces el amor?

100%.. 2

75%.. 5

50% 4

25% 14

10% 7

Nunca... 16

No sabe, no contesta... 17

Total = 65

18.g ¿Cuántas veces, cuando haces el amor, logras el orgasmo solo a través de la estimulación del punto G, sin la del clítoris?

100% 2

75% 2

50% 2

25% 7

10% 4

Nunca 26

No sé 2

No contesta 20

Total = 65

19. Si durante la estimulación del punto G definimos el clímax del placer como orgasmo, ¿en qué se diferencia este del orgasmo clitoriano...

19. a ... en la duración? Si la respuesta es afirmativa, ¿cómo?

Más prolongado, con un placer más duradero 23

Más continuo 1

19.b ...en las sensaciones corporales? Si la respuesta es afirmativa, ¿en cuáles?

El placer me invadió todo el cuerpo 12

Es más fuerte, más agudo, más intenso 11

Es más profundo, más interno y cavernoso 7

Se expande cada vez más, sin límites 6

Se irradia con temblores y espasmo por todo

el cuerpo 4

Llega a oleadas 4

Es más ligero, más sutil, más dulce 2

Provoca la eyaculación 1

19.c ...en los sentimientos? Si la respuesta es afirmativa, ¿en cuáles?

Paz y unión con todo, profundidad 11

Libertad, expansión, apertura, alegría 10

Abandono total, liberación, receptividad,

implicación 10

Conmoción, vibración en el corazón,

agradecimiento... 8

Ausencia de emociones 1

19.d ...en el posterior estado de ánimo? Si la respuesta es afirmativa, ¿cómo?

Me siento completa, más llena de mí misma,

más total, más satisfecha, más profunda 13

Estoy en silencio, en paz, agradecida y contenta 6

Estoy abducida por el placer, en un espacio

enorme 5

Floto en una suave ligereza....................................5

20.a ¿Tienes una idea de cuáles son las dimensiones de tu punto G?

Sí.. 28

No... 30

No responde.. 7

Total =65

20.b En caso afirmativo, ¿cuál es su diámetro en centímetros...

...en estado de reposo?

0,5 cm 6

1 cm 15

1,5 cm 2

2 cm 3

2,5 cm 4

20.c. ...en estado de excitación?

Se dobla 17

Permanece igual 8

Se hincha más... 2

No sé... 3

---

21. ¿Conoces otras experiencias que tengan similitudes con el orgasmo en el punto G? Si la respuesta es afirmativa, descríbela brevemente:

Experiencias en la naturaleza 12

Meditación.. 8

Sueños... 6

Fumar cannabis indio 6

Con una respiración profunda y acelerada.......... 3

Durante el sexo anal... 1

Cuando estaba muy enamorada 1

22.a Aparte del punto G, ¿conoces otras zonas muy sensibles en la vagina?

Sí.. 39

No.. 3

No contesta 23

Total = 65

22.b Si la respuesta es afirmativa, ¿dónde?

Hora 1 3

Hora 2 2

Hora 3 9

Hora 4 1

Hora 5 1

Hora 6 14

Hora 7 1

Hora 8 2

Hora 9 7

Hora 10 3

Hora 11 3

Hora 12 15

22.c ¿A qué profundidad?

En la entrada de la vagina 16

A mitad de la vagina 17

Dentro, cerca del cuello del útero 13

23. ¿Conoces la eyaculación femenina?

No, no la conozco.. 9

He leído o he oído hablar de ella, pero no tengo

experiencia directa 27

La conozco por experiencia................................... 24

No estoy segura 5

Total = 65

24.a Si has experimentado la eyaculación, ¿de dónde has notado que procede?

De la vagina 10

De la uretra... 6

No estoy segura 11

24.b ¿Qué color tenía el líquido eyaculado?

Transparente, claro 12

Blanco 7

Amarillento 2

24.c ¿Qué consistencia tenía el líquido eyaculado?

Fluida 12

Acuosa 6

Un poco viscosa 5

25.a ¿Conoces la sensación de tener que orinar durante la fase de excitación o durante el orgasmo? ¿En qué porcentaje de las veces?

100% 0

75% 7

50% 5

25% 12

10% 19

Nunca 14

No estoy segura, no contesta 8

Total = 65

25.b ¿Has reprimido alguna vez el orgasmo por miedo a orinar?

Sí 16

No 41

No contesta 8

Total = 65

26.a ¿Reconoces tu orgasmo en la ruta chamánica?

Sí 16

No 18

En parte 18

No contesta 13

Total = 65

26.b Si la respuesta es afirmativa, o en parte, marca la ruta:

Terremoto 31

Orgasmo de fuego... 10

Olas que se rompen 10

Volcán 9

Huracán.. 4

27. ¿Conoces otras formas de orgasmo? Si la respuesta es afirmativa, descríbelas:

Un orgasmo espontáneo, sin fricción 2

Acariciar los cabellos durante cuarenta y cinco
minutos, masaje de glúteos................................. 2

Coito anal 1

Haciendo deporte, con el baile, la música 1

Respirando intensamente 1

De disco: difusión en la vagina, pequeñas
contracciones.. 1

28. ¿Cómo te has sentido al responder a estas preguntas?

Predispuesta, relajada, a mi aire 9

Ansiosa, insegura, incómoda, ignorante 4

Me acepto como soy, me pongo menos límites ... 4

Me doy cuenta de que conozco poco mi cuerpo,
el orgasmo 3

Agradezco la experiencia, tengo ganas de
compartirla 3

Cansada, agobiada por el temor a no explicarme
bien 3

Con mala memoria, con dificultades para
encontrar palabras para tantas emociones 3

Emocionada, placenteramente concentrada,
excitada... 3

Me siento como una cobaya, tengo poco tiempo
para responder 3

Extraña, confusa por haber experimentado
tantísimas emociones 2

Abierta a un estilo de vida nuevo, a una forma
de meditar 2

Me parecía no tener nada que decir.................... 1

No responde... 25

¡Gracias por tu contribución!

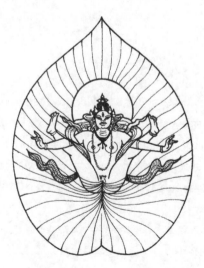

Notas

CAPÍTULO 1. UN PUNTO COMPLETAMENTE FEMENINO

1. Federation of Feminist Women´s Health Centers, *A New View of a Woman´s Body*, Nueva York 1981.

2. Ibídem.

3. Schmidt, R., *Das Kamasutra des Vatsyayana - Die indische Ars amatoria*, Berlín, 1907, pág. 116.

4. Kokkoka, *Koka Sastra - L'arte di amare nell'India medievale*, introducción de Alex Comfort, Lyra Libri, Como, 1989, pág. 123 (título original: *The Koka Shastra*).

5. Ramsdale, D. y E., *Sexual Energy Ectasy*, Playa del Rey, California, 1991, pág. 190.

6. Schmidt, R., *Beiträge zur indischen Erotik- Das Liebesleben des Sanskritvolkes*, Berlín, 1922, pág. 268.

7. Galeno, C., *Opera omnia*, en C. G. Kühn (ed.), *Medicorum Groecorum Opera quae exstant*, Lipsia, 1993, tomo 14, pág. 189, trad. K. F. Stifter, 1988, pág. 40.

8. Ozment S., *When Fathers Ruled- Family Life in Reformation Europe*, Cambridge, Massachusetts, 1983, pág. 216.

9. Devereux G., «Mohave Orality» en *Psychoanalytic Quarterly* 16, 1947, pág. 539.

10. Gladwin T. y Sarason S.b., *Truk- Man in Paradise*, Nueva York, 1953, pág. 109.

11. Fo, J., «Il punto G», en *Enciclopedia del Sesso Sublime*, fascículo 2, pág. 30.

12. Sala, S., *Orgasmo e anorgasmia femminile*, tesis doctoral ISC, Roma, 1995.

13. Gräfenberg, E., «The role of Uretra in Female Orgasm», en *International Journal of Sexology*, 1950, págs. 146 y 119.

14. Dukes, J., *The G Spot- Why the ignorance?*, en http://members.ozemail.com.au//~jdukes/docs/gstmp2.html.

15. Kinsey A. C. y otros, *Sexual Behaviour in the Human Female*, pág. 580.

16. Masters, W., Johnson, V., *L'atto sessuale nell'uomo e nella donna*, Feltrinelli, Milán, 1967, págs. 69, 67.

17. Masters, W., Johnson, V., *L´atto sessuale*, o. c.

18. Kahn Ladas, A., Whipple B., Perry J. D., *Il punto G*, BUR, Milán, 1986, págs. 33 y 53 (*El punto G*, Mondadori, Barcelona).

19. Lowndes Sevely, J., *Evas Geheimnisse*, Mónaco, 1990 (título original: *Eve's Secrets*, 1987).

20. Belzer, E. G., Whipple, B., Moger W., «Brief Reports on Gemale Ejaculation», en *Journal of Sex Research*, noviembre de 1984, pág. 403.

21. Perry, J. D., *Effects of Clitoral and Gspot Stimulation on Pelvic Muscles*, Portland, 1984, en www.incontinet.com/articles/art_sex/candgos.htm.

22. Ibídem.

23. Alzate, H., «Vaginal eroticism: a replication study», en *Archives of Sexual Behaviour*, diciembre de 1985.

24. Alzate, H., Hoch, Z., *The G-Spot and female ejaculation: a current appraisal*.

25. Lowndes Sevely, J., *Eve's Secrets*, o.c.

26. Darling, C., Davidson, K., Conway-Welch, C., «Female Ejaculation: Perceived Origins, the Grafenberg Spot/Area and Sexual Responsiveness», en *Archives of Sexual Behaviour*, enero de 1990, pág. 29.

27. Winton, M. A., «The Social Construction of the G-Spot and Female Ejaculation», en *Journal of Sex Education and Therapy*, vol. 15, 1989, pág. 151.

28. Alzate, H., «Vaginal Erogeneity, the G-Spot, and Female Ejaculation», en *Journal of Sex Education ad Therapy*, vol. 16, 1990, pág. 137.

29. Zur Nieden, S., *Weibliche Ejakulation*, Stoccarda, 1994, pág. 104.

30. Westheimer, R. K., *Buon sesso*, McGraw Hill Libri Italia, Milán, 1996, pág. 200 (*Sexo para dummies*, Ediciones Granica, S. A., Barcelona).

31. Schubach, G., *The G-Crest and Female Ejaculation*, en www.doctorg.com

32. Cabello Santamaría, F., *Female Ejaculation, Myth and Reality*, XIII Congreso Mundial de sexología, Valencia, 1997.

33. Hines, T. M., «The G-Spot: A modern gynecologic myth», en *American Journal of Obstetrics and Gynecology*, agosto de 2001.

34. Jannini, E. y otros, «Type 5 Phosphodiesterase Expression in the Human Vagina», en *Urology*, enero de 2002, pág. 191.

35. Manacorda, E., «Caccia al punto G», en *L'Espresso*, 25 de julio de 2002, pág. 141.

36. Jannini, E., «Il mítico punto G existe? Ecco, dov'e?», en *Panorama*, 14 de agosto de 1998.

37. AIED, en www.aiead.it/aied/faq/sesualita.

38. Schubach, G., *The G-Crest and Female Ejaculation*, en www.doctorg.com

39. Hite, S., *Il primo rapport Hite*, Bompiani, Milán. 1997, (título original: *The Hite Report*, 1976).

40. Shaw, M., *Passionate Enlightenment - Woman in Tantric Buddhism*, Princeton, 1994, pág. 102.

CAPÍTULO 2. ¿CÓMO DESCUBRIR EL PUNTO G? UN RITUAL INICIÁTICO

1. Kokkoka, *Koka Sastra*, o.c., pág. 123.

CAPÍTULO 3. PLACER AL LÍMITE DE LO SOSTENIBLE

1. Pollina, S., *L'orgasmo durante il parto*, investigación llevada a cabo por el Departamento de Obstetricia y Ginecología del Hospital Civil de Fidenza, 1986, en www.ginecologo.it/parto.

2. Darling, C., Davidson, K., Conway-Welch, C., «Female Ejaculation: Perceived Origins, the Grafenberg Spot/Area and Sexual Responsiveness», en *Archives of Sexual Behaviour*, enero de 1990, pág. 29.

3. Zur Nieden, S., *Weibliche Ejakulation*, o.c., pág. 104.

4. Zur Nieden, S., *Weibliche Ejakulation*, o.c., pág. 105.

5. Federation of Feminist Women's Health Centers, *A New View*, o.c.

CAPÍTULO 4. LIBERAR EL ORGASMO

1. *Kamasutra*, traducido del sánscrito por Indra Sihna, Offenbach, 1998, pág. 42.

2. Kokkoka, *Koka Sastra*, o.c., pág. 123.

3. Kahn Ladas, A., Whipple B., Perry J. D., *Il punto G*, BUR, Milán, 1986, pág. 143 (título original: *The G Spot*).

4. Corn, L., *The Incredible G Spot- The Ultimate Sexual Experience*, videocassette, Arizona, 1995.

5. Christinger, D., *Auf den Schwingen weiblicher Sexualität*, Zurigo, 2000, pág. 106.

6. Singer Kaplan, H., *Nuove terapie sessuali*, Bompiani, Milán, 1995, pág. 47

CAPÍTULO 5. UN EJEMPLO DE LA UNIÓN TÁNTRICA

1. Lowen, A., *Amore Sesso e Cuore*, Astrolabio, Roma, 1989, pág. 29 (*El amor, el sexo y la salud del corazón*, Herder Editorial S. L., Barcelona).

2. Richardson, D., *The Love Keys*, Shaftesbury, 1999, pág. IX.

3. Hellinger, B., *Amore a seconda vista. Seminario sulle costellazioni familiari*, Roma, mayo de 2002.

4. Wilber, K., *Wege zum Selbst*, Mónaco, 1991, pág. 19.

5. Odier, D., *Désirs, passions et spiritualité*, Francia, 1999, pág. 145.

6. Odier, D., *Internado en Niza*, mayo de 2001.

7. Meister Eckhart, *Das Granum Sinapis-Lied* (Il poerma del grano di senape), verso 8, en Louise Gnädiger, Deutsche Mystik, Zurigo, 1989, pág. 223.

8. Vijnanbhairava tantra, verso 93, en Odier, D., *Tantra Yoga- Guida alla pratica del tantra e della conoscenza suprema*, Pozza, Vicenza, 1999, pág. 20.

Índice